W0385796

Martin Baxendale
Katrin Kharl

Mein Baby kommt im Mai

Das Geschenk für werdende Eltern

Eichborn.

Die 12 Bände der Reihe „Mein Baby kommt im ..."
sind lieferbar im Eichborn Verlag.

Die deutsche Bibliothek – CIP-Einheitsaufnahme

Mein Baby kommt im Mai : das Geschenk für werdende Eltern /
Martin Baxendale ; Katrin Kharl. - Frankfurt am Main : Eichborn, 2000
ISBN 3-8218-3705-5

Der zweite Teil dieses Buchs basiert zu Teilen auf dem Buch
„Ihre Schwangerschaft" von Martin Baxendale (Eichborn Verlag, 2000)
Für alle Texte, Cartoon-Illustrationen und Figuren aus dem Buch
„Ihre Schwangerschaft", für alle Cartoon-Illustrationen und Figuren
aus den „Ihr-Neues-Baby"-Büchern sowie für alle anderen Illustrationen
und Figuren in diesem Buch: © Martin Baxendale.

© Eichborn AG, Frankfurt am Main, September 2000
Lektorat: Oliver Thomas Domzalski
Umschlaggestaltung: Irma Schick unter Verwendung
einer Illustration von Martin Baxendale
Innengestaltung: Oliver Schmitt, Mainz
Druck und Bindung: GGP Media GmbH
ISBN 3-8218-3705-5

Verlagsverzeichnis schickt gern:
Eichborn Verlag, Kaiserstr. 66, 60329 Frankfurt
http://www.eichborn.de

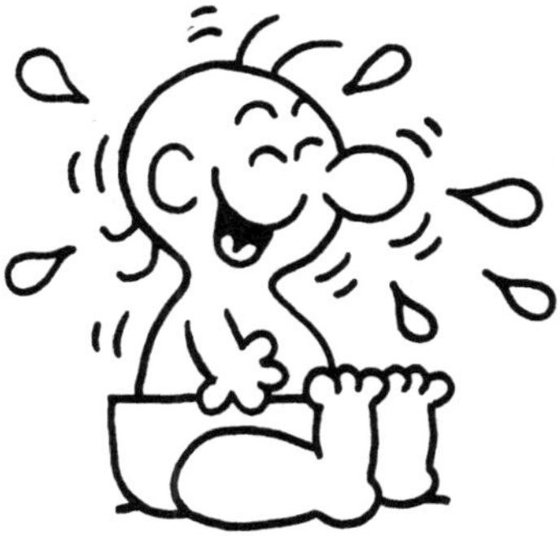

Zur Einstimmung

Was soll an diesem Monat schon dran sein? Kurz und einsilbig, wie er ist. Mai. Jedes Jahr wieder, jedes Jahr zur gleichen Zeit, eingezwängt zwischen April und Juni, nichtssagend vorerst als Wort: Mai. Ist da ein Klang, eine Besonderheit, ein Ton, eine Musik, eine Erinnerung? Mai? Was soll schon sein damit? Bekommt er plötzlich eine Weihe, wird aus ihm etwas Besonderes, gerät er zum Fest, zum wichtigsten Monat des Jahres, ist gerade jetzt irgendwas passiert mit diesem einsilbigen Mai?

Ja. Ein Kind soll geboren werden. Ihr Kind. Es hat sich den einsilbigen Mai ausgesucht, um zu erblicken das Licht der Welt – zwar nur als Hell oder Dunkel vorerst, aber eben doch das Licht der Welt. Und schon hat dieser einsilbige Mai einen ganz anderen Klang. Er ist jetzt voller Hoffnung, voller Freude, er ist der wichtigste Monat dieses Jahres.

Ihr Kind soll geboren werden im Mai, dem nun schönsten Monat des Jahres. Was soll all das Gerede um die Sternschnuppen im Juni, die lauen Nächte im Juli, die heißen Tage im August, den Altweibersommer im September, die goldenen Farben des Oktobers, die Besinnung auf das Wesentliche im November, die Weihnachtsgeschichte im Dezember, den so düsteren wie kalten Januar, den ebenso kalten, aber klaren Februar, den fleißigen Bauern im März und den zu Scherzen aufgelegten April?

Ihr Kind soll geboren werden im einsilbigen Mai. Ein ganz wunderbarer Monat. Lassen Sie diesen Gedanken ganz groß werden und Raum greifen: Ein Maikind also, eines von denen, die im Zeichen der ersten Rosen ins Leben treten, ein Stier oder ein Zwilling, beeinflußt von Venus oder Merkur, wird Ihr Kind sein und dazu stets lustvollen Übermut im Herzen haben.

Und was geschah nicht alles im Mai: Jeanne d'Arc vertrieb die Engländer aus Orléans, in den USA erschien erstmals ein

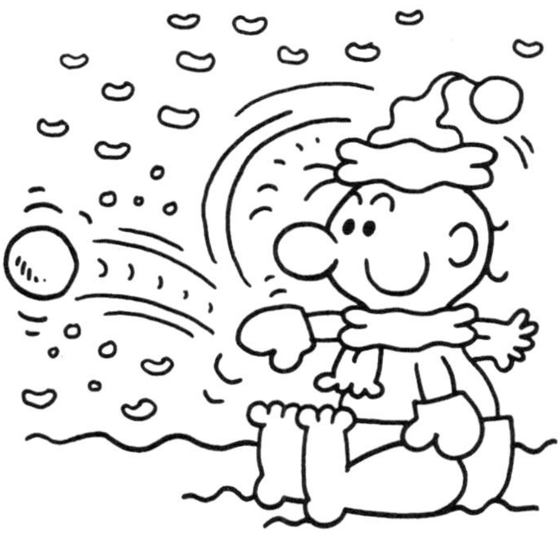

Comic-Heft, und Julius Maggi begann mit der Herstellung von Suppenwürze.

Was aus diesem Kind werden soll? Etwas Besonderes, so wie die seinem Geburtsmonat zugeordneten Edelsteine oder die im Mai geborenen und später zu Berühmtheit gelangten Frauen und Männer. Der Mai ist ein schöner Monat und der Geburtsmonat Ihres Kindes dazu.

Es gibt so viele Dinge, Ereignisse und Besonderheiten, die etwas mit dem Mai zu tun haben. Gehen Sie all dem nach. Dieses kleine Buch enthält Hinweise, Anregungen und sicher mancherlei Unbekanntes für Sie und, später, für Ihr Kind. Dieses Buch ist Ihnen gewidmet und Ihrem Kind, das in einem Mai zur Welt kommen wird, der fortan für Sie und das Kind nie mehr ein Mai wie jeder andere sein wird.

Auch wenn sie unterschiedliche Zeiten anzeigen, gehen die Uhren auf der ganzen Welt gleich: Eine Sekunde ist überall eine Sekunde, eine Stunde hat überall 60 Minuten, ein Tag 24 Stunden. Wochen aber, Monate und auch Jahre sind beileibe nicht überall gleich lang.

Dem Kalender der islamischen Welt beispielsweise liegt ein reines Mondjahr zugrunde, das abwechselnd eingeteilt ist in 29- und 30-tägige Monate. In der jüdischen Welt, in der sich der Kalender ebenfalls am Mondjahr orientiert, beginnt die Jahreszählung mit der Weltschöpfung, die auf 3761 v. Chr. gelegt worden ist, und die Monate wie auch die Jahre haben höchst unterschiedliche Längen: Ein Jahr hat zwölf oder 13 Monate und zwischen 353 und 385 Tage.

Kalender sind Bibeln des Aberglaubens, die auf der Verbindung uralten Natur- und Sternenglaubens mit dem religiösen Glauben aufbauen und reichlich mit Zahlenmystik durchwoben sind. In jedweder Religion war es stets die Geistlichkeit, die Kalender entwarf, verfaßte oder auch vorschrieb.

Der heute in der christlichen Welt allgemeingültige Gregorianische Kalender, angelehnt an das Sonnenjahr, geht auf Papst Gregor XIII. zurück, der ihn 1582 in Kraft setzte. Dieser Kalender mit einer durchschnittlichen Jahreslänge von 365,245 Tagen wurde von den katholischen Ländern sofort, von den evangelischen nur sehr zögerlich eingeführt; als letztes Land in Europa übernahm ihn im Jahre 1918 die Russische Sowjetrepublik.

Aber auch dieser Kalender, der erst nach 3000 Jahren um einen Tag vom Lauf der Sonne abweichen wird, trägt noch Spuren seiner Vorläufer in sich: Die Monatsnamen September, Oktober, November und Dezember zeigen, daß sie ursprünglich die 7. bis 10. Monate des altrömischen Kalenders waren, in dem das Jahr am 1. März begann und mit dem Februar samt eines Puffertages endete. 153 v. Chr. wurde der Jahresanfang dann auf den 1. Januar festgelegt, und der Mai war fortan der fünfte Monat des Jahres. Er gilt mit seinem aus dem Lateinischen abgeleiteten Namen – *mensis Maius*, benannt nach einem römischen Gott des Wachstums – als das Sinnbild des frohen und übermütigen Lebens, der Liebe schlechthin: „Im wunderschönen Monat Mai, / als alle Knospen sprangen, / da ist in meinem Herzen / die Liebe aufgegangen." So knapp pries Heinrich Heine den Wonnemonat, in dem der Winter endgültig verjagt ist, die Natur neu ergrünt, allein der Himmel das Dach ist, unter dem Spiele und Tänze, Feiern und Festlichkeiten stattfinden und sich die Maibäume hoch in den sattblauen Himmel recken.

All diese Lustbarkeiten zu Beginn des Monats haben eine sehr prosaische Ursache: 755 n. Chr. wurde die große fränkische Reichsversammlung vom 1. März auf den 1. Mai verlegt. Auch daraus entwickelten sich die unterschiedlichsten Huldigungs-, Ehrungs-, Schmuck- und Heischebräuche, die mit der Walpurgisnacht, dem Fest der Hexen, ihren Anfang nehmen. Danach ist vieles erlaubt und kaum etwas verboten. Es ist kein Zufall, daß von allen Monaten des Jahres allein der Mai ein Verb, maien, mit sich führt.

Nur heiraten, so will es ein uralter Aberglaube, sollte man nicht im Mai. Diese Warnung geht zurück auf die Totenfeiern der Lemuria, die in Rom am 9., 11. und 15. Mai stattfanden. Deshalb heißt es auch, eine Hochzeit im Mai rufe den Tod herbei und einem im Mai getrauten Paare hafte alles an, besonders aber der Unfriede. Dem Aberglauben steht jedoch entgegen: Die Bäume schlagen aus. Nicht nur sie.

In ihrer mythischen Bedeutung sind die Sterne unübertroffen. Der Blick in den nächtlichen Sternenhimmel bringt die größten Pragmatiker zum Träumen und weckt bei den härtesten Realisten romantische Sehnsüchte.

Wir wissen: Die Venus hat einen Durchmesser von 12112 Kilometern, ist der zweite Planet im Sonnensystem, an ihrer Oberfläche herrschen 460 Grad Celsius, ihre Atmosphäre besteht zu 96 Prozent aus Kohlendioxyd, der Rest ist Stickstoff, Wasserdampf und Schwefeldioxyd. Aber sie bleibt eine Göttin, ein Wunschort, ein Abendstern, ein Licht im Dunkel, eine Orientierung. Wenn sie „aufgeht", ist das ein Signal an die Liebenden.

Wir glauben der Astronomie, aber unsere Phantasie wird beflügelt durch die Astrologie und ihr jahrtausendealtes Symbolsystem. Wir feiern die Erfolge der Raumfahrt und Weltraumforschung und möchten doch nicht, daß uns eine Weltraumsonde an den Großen Wagen fährt, ein Satellit die Zwillinge trennt, die Jungfrau der Sojus zum Opfer fällt, der Löwe gegen die Challenger verliert.

Selbst wenn das All bis ins letzte Atom erkundet, die Herkunft der Planeten endgültig geklärt ist, selbst wenn wir wissen werden, wie die Zeitkrümmung funktioniert und was in den Schwarzen Löchern zu finden ist: Wir werden uns weiterhin fragen, ob die Liebe Bestand hat, wenn Fisch zu Stier findet, Wassermann zu Skorpion, Steinbock zu Krebs.

Die Stellung der zehn Planeten des Sonnensystems ist Grundlage der astrologischen Deutung. Der Tierkreis teilt das Jahr in zwölf Zeitabschnitte, in denen die Sonne jeweils ein Stück ihres Weges zurücklegt. Da sie dies mal langsamer, mal schneller tut, sind die Tierkreiszeichen ebenfalls unterschiedlich lang. Sie sind unterteilt in sechs männliche und sechs weibliche Zeichen. Sie wechseln sich ab, denn im Himmel herrscht Gleichberech-

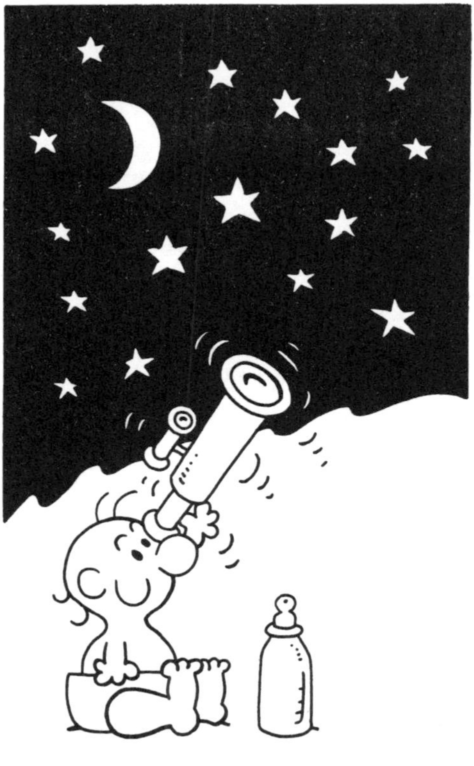

tigung. Der ewige Kreis wird bestimmt durch den ewigen Wechsel der den Tierkreiszeichen zugeordneten Elemente: Feuer – Frühling, Wasser – Sommer, Luft – Herbst, Erde – Winter. Der Aszendent entspricht dem großen Zeiger der Uhr, die Sonne dem kleinen. Nur wenn die Stellung des großen Zeigers im Augenblick der Geburt bekannt ist, lassen sich Horoskope erstellen.

Und doch: Maikinder sind Maikinder.

Der Stier 1.5.–20.5.

Die Venus dominiert den Stier (lat. *taurus*), und wie die römische Göttin steht sie für Liebe, Schönheit, Harmonie und Ausgleich. Als Göttin der Schönheit repräsentiert sie bis heute den Sinn für Formen und Ästhetik und als Abend- und Morgenstern die Sehnsucht überhaupt.

Die Karte des Stiers im Tarotspiel ist der „Hohepriester“ – der Deuter der Lebensgeheimnisse also.

Am männlichen Stier soll alles rund sein – im Zweifelsfall auch der Bauch –, und doch wirkt er tänzerisch und leicht. Er ist ein haptischer Typ, liebt es, Menschen und Dinge zu berühren. Männliche Stiere haben oft eine sehr schöne Stimme – viele große Sänger sind in seinem Zeichen geboren. Stiere lieben das Leben, sind Genuß-Männer und können sich an einfachen Dingen erfreuen. Doch nachtragend sollen sie sein. Sie können zwar verzeihen, aber nicht vergessen. Stier-Männer gelten als höchst eifersüchtige Wesen. Haben sie keinen eingebildeten oder wirklichen Grund dafür, tragen sie ihre Frau auf Händen.

Die Stier-Frau wiederum gilt als Inkarnation der Weiblichkeit – irgendwo zwischen der Venus von Milo und den Frauen von Rubens angesiedelt. Ihre gesanglichen Fähigkeiten gleichen denen des Stier-Mannes, und die Männer wiederum meinen, Stier-Frauen verkörpern die dienende Geliebte genausogut wie das verruchte Callgirl. Mythen. Alles Mythen.

Den Stieren wird empfohlen, ihre Beziehungen im selben Sternzeichen zu suchen. Aber auch Steinbock, Krebs und Waage sind keine schlechten Partnerinnen und Partner.

Zwillinge 21.5.–31.5.

Die Zwillinge (lat. *gemini*) lenken, beeinflußt vom Planeten Merkur, das Schicksal der in ihrem Zeichen Geborenen. Der Merkur verkörpert den Verstand, er ist der kleinste und schnellste Planet unseres Sonnensystems und trägt den Namen des römischen Götterboten, der die Unsterblichen mit den Menschen verband. „Die Liebenden", eine der schönsten Tarotkarten, gehören zu den Zwillingen.

Der Zwilling-Mann ist nicht selten ein Zappelphilipp, was ihm vor allem in der Schulzeit zur Last werden kann – Zwilling-Jungen sitzen nur selten still. Sie haben, wie der Merkur, Flügel an den Füßen. Männliche Zwillinge sind geschickt und intelligent – eine Kombination, die sie zu angenehmen Lebenspartnern macht. Ihr oft flatterhaftes Wesen allerdings ist festen Beziehungen häufig abträglich.

Die Zwilling-Frau hat Schwung und Esprit und soll – wie ihr Sternzeichen-Partner – häufig von androgynem Wesen sein. Ihr kapriziöses und eigenwilliges Wesen macht ihrem großen Wunsch nach Kommunikation manchmal einen Strich durch die Rechnung. Aber sie ist begehrt – und das oft, weil sie ein Paradiesvogel ist, den die Männer desto mehr umwerben, je ungebundener sie sich gibt.

Gute Zwillings-Partner sind Löwen, Krebse, Schützen, Waagen, Stiere und Steinböcke. Widder, Fisch und Skorpion werden hingegen weniger empfohlen.

Wenn ein Kind geboren und willkommen ist, bekommt die Mutter Blumen geschenkt. Die Auswahl der Blumen, ihr Arrangement – auch wenn es ein Werk der Floristin sein sollte –, ihre Anzahl, die Farben der Blüten werden Auskunft darüber geben, was die oder der Schenkende sagen will. Und selbst der in Folie verpackte und an der Tankstelle gekaufte Strauß kann die Sprache der Blumen nicht vollständig verfälschen. Blumen sagen immer etwas. Und jede und jeder verbindet etwas mit ihnen: Erinnerungen, Gefühle, Gerüche, Räume, Situationen, Orte, Farben, Stoffe.

Die Lieblingsblume von jemandem zu kennen, gleicht der Teilhabe an einem kleinen Geheimnis. Vielleicht neigt, wer die weißen Lilien liebt, wirklich zur Schwermut, vielleicht läßt das Veilchen tatsächlich auf ein bescheidenes Wesen schließen, vielleicht signalisiert die Rose einen stolzen Charakter mit Ecken und Kanten. Mag sein, daß die Calla für Zartheit und Eleganz steht, die Narzisse für ein wenig Selbstverliebtheit, die Pfingstrose für einen überschäumenden, üppigen Lebensstil. Mag sein.

Die zwölf Monate des Jahres verbinden sich nicht nur mit Jahreszeiten, Sternzeichen, historischen Daten. Sie haben stets auch etwas damit zu tun, welche Blumen sie zum Blühen oder Verwelken bringen, welche Bäume ausschlagen oder Früchte tragen, wie grün oder braun das Gras ist, was gerade für unsere Sammelleidenschaft und Erntewut wächst und reift, was in die Erde zu bringen oder unter Glas zu pflanzen ist.

Ob in der Stadt oder auf dem Land: Immer haben wir im Kopf auch eine Vorstellung davon, welcher Jahreszeitenstrauß gerade zu binden wäre. Wir neigen dazu, Tulpen im Frühjahr zu schenken, auch wenn sie im November genauso zu haben sind, wir stellen uns an einem Junitag kein importiertes Herbstlaub in die Vase, und wir verzichten auf Schneeglöckchen im August.

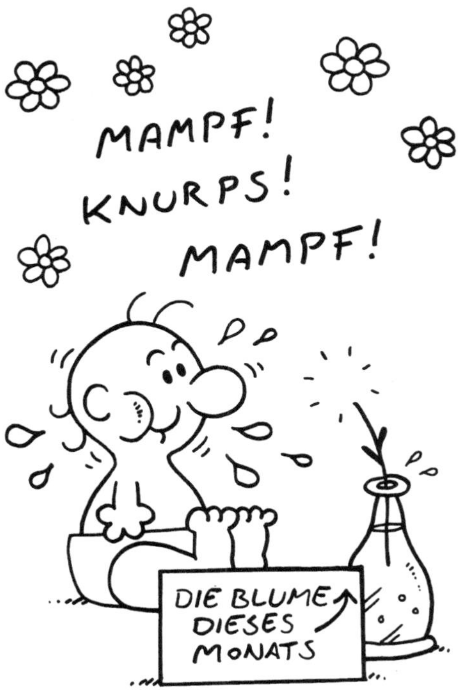

Jeder Monat des Jahres verbindet sich auch mit all dem, was er zum Wachsen und Gedeihen, auf Eßtische und in Vorratskeller bringt. Das gilt auch für den Wonnemonat Mai, in dem das Herz überläuft, die Sinne satt werden und irgendwas mit der Liebe passiert. In der Natur auch. Es blüht an allen Stellen, Ecken, Enden, auf allen Höhen und Wiesen, in jedem Wald, auf fast allen Balkonen. Endlich ist die Natur so, wie die Ladenkette „Blume 2000" ganzjährig suggeriert.

Die ersten Rosen sind zu bewundern: Hundsrose, Gebirgsrose, stachlige Rose. Weißtannen und Latschenkiefern steigen ein ins volle Leben. Der Ginster beginnt zu blühen, die Pimpernuß zeigt, was sie kann, der Perückenstrauch schließt sich an. Vogelbeeren, Traubenkirschen, Wildapfel und Weißdorn mischen sich ein, Preiselbeeren und Heidelbeeren stehen dem nicht nach – und dann die Blumen: Trollblume, Wegerauke und Sophienrauke, die gelbe Resede, die gelbe Wicke, die Wasserschwertlilie, das Buschwindröschen, Kamille, Pfingstnelke, Vergißmeinnicht, Sumpfcalla. Und selbstverständlich das schöne und doch so giftige Maiglöckchen.

Auch für die Heilpflanzensammlerinnen ist der Mai ein üppiger Monat. Estragon, Waldmeister, Weißdorn, Kamille, Klatschmohn, Brombeere, Sauerampfer, Thymian, Preiselbeere, Löffelkraut, Wundklee und Frauenmantel warten auf kundige Heilerinnen. Auch die im Mai blühende Margarite ist als Heilpflanze bekannt. Sie hilft gegen Husten, bei Bauchschmerzen, kann aber nicht, wie einige ihrer Verwandten aus der Gruppe der Chrysanthemen, zum Vertreiben von Insekten benutzt werden.

Und wem dies noch nicht genügt, dem sei der Brauch, das Schicksal aus dem Blumenhoroskop zu lesen und die ganz persönliche Blume zu bestimmen, empfohlen – frei nach dem Motto: „Jeder Mensch ist eine Blüte". In den Blüten eines Blumenhoroskops verbandeln sich die wichtigsten Charaktermerkmale und die Schicksalstendenz eines Menschen. Sympathisch an Blumenhoroskopen ist, daß sie nichts voraussagen, sondern eher von Chancen sprechen, wie man sein Lebensglück finden kann. Aber allein schon die Zuordnung der Blumen zu Menschen, abhängig von deren Geburtstag, ist eine vielleicht geringe, aber doch schöne Information.

So bestimmt der Hibiskus für diejenigen, die an einem der ersten zehn Tage des Monats geboren werden, den Inhalt des Blumenhoroskops. Er wird hierzulande auch Roseneibisch genannt. Seine rosafarbenen bis purpurroten, weißen oder gelben Blüten sind prachtvoll und gedeihen in unseren Breiten nur im Zimmer. Der Hibiskusmensch – so sagt man – schafft Ordnung, wo Chaos herrscht. Zu ihm passen die Lilie, Iris, Lotosblume, Kaiserwinde, Chrysantheme und Passionsblume.

Alle anderen Maitage stehen im Zeichen des Rittersporns, der Giftstoffe enthält, die seit langem in der Heilkunde genutzt werden. Seine Blüten sind leuchtend blau, und weithin ist der Rittersporn auch wegen seiner kerzengeraden Haltung immer gut zu sehen, welche auch das Bestreben der in seinem Zeichen Geborenen versinnbildlicht, sich für die guten Sachen im Leben einzusetzen. Dem Rittersporn sympathisch sind die Orchidee, Iris, Rose, Chrysantheme, der Mohn und die Lilie. Wahrscheinlich auch wegen der ebenso prachtvollen Farben.

Bauernregeln

Egal, ob ein Kind auf dem Land aufwächst oder in der Stadt, später den Schulgartenunterricht am meisten liebt oder den Internet-Kurs, eine Tulpe nicht von einem Vogelbeerbaum zu unterscheiden vermag oder sich zu Weihnachten neue Sukkulenten für die eigene Kakteensammlung wünscht: Bauernregeln wird es mögen – vorausgesetzt, man läßt sie in sinnigen und unsinnigen Gesprächssituationen immer mal wieder einfließen. Bauernregeln sind beständig wie der Wechsel der Jahreszeiten und werden immer schöner sein als die schönsten Wetterberichte.

Meist handelt es sich auch bei den wunderbaren Reimen – die so sehr an Kindergedichte erinnern – um Wetterregeln. Ganz wissenschaftlich betrachtet, kann man sie in vier große Gruppen einteilen. Es gibt neben den astrologischen Sprüchen solche, in denen aus der Witterung an bestimmten Tagen und Monaten Vorhersagen zum Beispiel für die Ernte gemacht werden, dann gibt es Regeln, die an Windeswehen, Donner und Blitzerscheinungen anknüpfen, und schließlich sind da noch die Weissagungen, die sich aus der Beobachtung der Pflanzen- und Tierwelt ableiten.

In Deutschland hat die Kirche großen Anteil an der Verbreitung solcher Erkenntnisse gehabt, waren doch die Mönche auf dem Feld und im Garten, wenn sie nicht anderweitig Gutes taten.

Eine Bauernregel macht sich stets eine Bedingung zu eigen: Wenn *das* ist, wird *dieses* eintreten. Wenn also der Hahn früh kräht auf dem Mist, ändert sich das Wetter – oder es bleibt, wie es ist. Dies ist zwar eine der bekannten und meistzitierten, aber zugleich auch vermeintlich unsinnigen Bauernregeln. Es ist auch

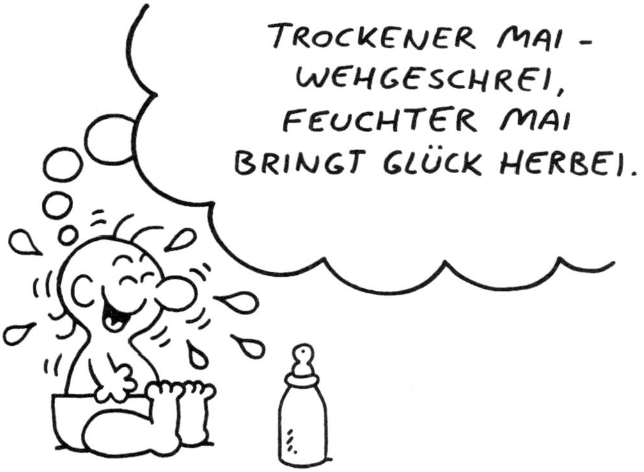

gar keine. Wahrscheinlich entstand sie nur, um die Glaubwürdigkeit von Bauernregeln an sich in Frage zu stellen.

Denn in Wirklichkeit ist weder der Hahn noch der Bauer, der dem Hahn vertraut, so dumm. Tatsächlich ist die Sache mit dem Hahn auf dem Mist ganz anders:

Kräht der Hahn auf dem Mist, ändert sich das Wetter,
kräht er auf dem Hühnerhaus, hält das Wetter die Woche aus.

In Zeiten, da wir vielleicht eines Tages nur noch die Pflanzen- und Tierwelt der Datenautobahnen richtig kennen werden, sei deshalb hier nicht nur daran erinnert, wie der richtige Hahn auf dem richtigen Mist kräht, sondern auch an einige Bauernregeln für den Mai:

Der Mai kommt gezogen ...

Sonne und Fröste
im Wonnemond,
Müh' und Arbeit
wenig lohnt.

Frost im Mai schadet Wein,
Hopfen, Bäumen,
Korn und Lein.

Ist der Mai kühl und naß,
füllt's dem Bauern
Scheun' und Faß.

Der Mai kommt gezogen,
wie der November verflogen.

Der Mai in der Mitte
hat für den Winter
stets noch eine Hütte.

Erst Mitte Mai
ist der Winter vorbei.

Auf nassen Mai
folgt ein trockener Juni.

Nordwind im Mai
Bringt Trockenheit herbei.
Weht im Mai der Wind
aus Süden,
ist uns Regen
bald beschieden.

Ist der Frühling trocken,
gibt's einen nassen Sommer.

Ist der Pankraz schön,
gibt's einen guten Herbst.
(12. Mai)

Pankraz und Servaz
sind zwei Brüder,
was der Frühling gebracht,
zerstören sie wieder.
(12./13. Mai)

Ehe nicht Pankratius,
Servatius und
Bonifazius vorbei,
ist nicht sicher
vor Kälte der Mai.
(12.–14. Mai)

Servatius' Hund
der Ostwind ist,
hat schon manch'
Blümlein totgeküßt.
(13. Mai)

Wer sein Schaf schert
vor Servaz,
dem ist die Wolle lieber
als das Schaf.

Pankraz, Servaz, Bonifaz
und die kalte Sophie,
vorher lach nie.
(15. Mai)

Wie's Wetter
am St. Urbanstag,
so es im Herbst
wohl werden mag.
(25. Mai)

St. Urban gibt
der Kält' den Rest,
wenn Servaz
noch was übrigläßt.

Scheint am Urbanstag
die Sonne,
so gerät der Wein
zur Wonne,
regnt's aber,
nimmt er Schaden
und wird schwer nur
wohlgeraten.

Das Wetter auf St. Urban
zeigt des Herbstes
Witterung an.

Historische Ereignisse im Mai

1. Die Oper „Die Hochzeit des Figaro“ von Wolfgang Amadeus Mozart wird bei der Uraufführung in Wien nur müde beklatscht (1786); der schweizer Unternehmer Julius Maggi beginnt mit der industriellen Herstellung von Suppenwürze (1887); der 1. Mai wird erstmals als „Manifestation der Internationalen Arbeiterbewegung“ begangen (1890); Abschaffung der Lebensmittelkarten in der BRD (1950).

2. Die erste Ökobank in Deutschland nimmt in Frankfurt/Main ihren Geschäftsbetrieb auf (1988).

3. Anna Görling ist mit der Übernahme der Leitung der Märkischen Wanderbühne die erste Theaterintendantin im Deutschen Reich (1929); der Deutsche Bundestag verabschiedet das Gesetz über die Gleichberechtigung der Geschlechter (1957).

4. Bei den Olympischen Sommerspielen in Paris gewinnt der finnische Mittel- und Langstreckenläufer Paavo Nurmi fünf Goldmedaillen (1924).

5. Ein Großbrand zerstört ein Drittel der Innenstadt Hamburgs (1842); in London werden die ersten Briefmarkenautomaten aufgestellt (1891); in St. Petersburg erscheint erstmals die Tageszeitung „Prawda“ (1912).

6. Kurz vor der Landung in Lakehurst explodiert der Zeppelin „Hindenburg“, das größte Luftschiff der Welt (1937); der britische Leichtathlet Roger Bannister läuft als erster die Meile unter vier Minuten (1954).

7. Im Hamburger Vorort Stellingen eröffnet Carl Hagenbeck einen Tierpark (1907); Eröffnung des Deutschen Museums für Technik in München (1925); die Hannover Messe präsentiert die erste elektrische Schreibmaschine (1957).

8. Ein kleines französisches Heer unter Jeanne d'Arc vertreibt die Engländer aus Orléans (1429); in Atlanta erfindet John Pemberton den Coca-Cola-Sirup (1886).

9. Der Kölner Nikolaus Otto setzt zum ersten Mal seinen Viertaktmotor in Bewegung (1876).

10. Fertigstellung einer Bahnlinie vom Atlantik zum Pazifik in den USA (1869); der deutsche Boxer Karl Mildenberger unterliegt dem US-Amerikaner Cassius Clay in einem Kampf um die Schwergewichts-Weltmeisterschaft (1966).

11. In Berlin Uraufführung von Fritz Langs Film „M – eine Stadt sucht einen Mörder“ (1931).

12. Auf Inlandsrouten in den USA werden Passagiere erstmals von Stewardessen betreut (1930); Joseph „Sepp“ Herberger tritt als Fußball-Bundestrainer in den Ruhestand (1964).

13. Gründung der Krankenanstalt Charité durch König Friedrich I. in Berlin (1710); erster Muttertag im Deutschen Reich (1923).

14. In einer britischen Zeitschrift für Landwirte erscheint erstmals ein Wetterbericht (1692); Eröffnung der Vogelfluglinie zwischen der BRD und Dänemark (1963).

15. Skandal um Manets Bild „Das Frühstück im Grünen", das erstmals im Pariser Kunstsalon gezeigt wird (1863); neun private Rundfunkbetreiber schließen sich mit der staatlichen Post im Deutschen Reich zur Reichsrundfunkanstalt zusammen (1925).

16. Papst Benedikt XV. spricht Jeanne d'Arc heilig (1920).

17. In den USA erscheint erstmals ein Comic-Heft (1890); Lucchino Viscontis Erstlingsfilm „Besessen" wird sofort nach der Uraufführung verboten (1943); die UEFA führt den Europacup der Pokalsieger ein (1961).

18. Die britische Königin Elisabeth II. besucht die BRD (1965).

19. Heinrich VIII. von England läßt seine zweite Frau, Anna Boleyn, umbringen (1536); Gründung des Deutschen Tennis-Bundes in Berlin (1902); die Japanerin Yunko Tabe erklimmt als erste Frau den Gipfel des Mount Everest (1975).

20. Olympische Spiele finden in Paris als Beiprogramm zur gleichzeitig laufenden Weltausstellung statt (1900).

21. Gründung des Europäischen Fußballverbandes FIFA in Paris (1904).

22. Wiedereröffnung der Johannes-Gutenberg-Universität in Mainz (1946).

23. Das US-amerikanische Gangsterpaar Bonnie Parker und Clyde Barrow stirbt im Kugelhagel der Polizei (1934).

24. Der US-amerikanische Maler und Erfinder Samuel Morse sendet die erste Fernnachricht (1844).

25. Finnland gewährt Frauen als erster Staat der Welt das aktive und passive Wahlrecht (1905); bei einem Sportfest in Ann Arbor stellt der US-amerikanische Leichtathlet Jesse Owens innerhalb von 45 Minuten vier Weltkrekorde auf (1935).

26. Adolf Hitler legt den Grundstein für das Volkswagenwerk in Fallerleben bei Wolfsburg (1938).

27. Zar Peter I., der Große Peter, gründet an der Newa-Mündung die Stadt St. Petersburg (1703).

28. Abschaffung der letzten Lebensmittelrationierungen in der DDR (1958); Gründung der Gefangenenhilfsorganisation amnesty international in London (1961); der 19jährige Hamburger Mathias Rust landet mit einem Sportflugzeug auf dem Roten Platz in Moskau (1987); das deutsche Bundesverfassungsgericht erklärt Abtreibung für rechtswidrig (1993).

29. Die Arbeiten am Rhein-Main-Donau-Kanal beginnen (1922); der Neuseeländer Edmund Hillary und der Nepalese Tensing Norgay als erste Menschen auf dem höchsten Berg der Welt, dem Mount Everest (1953).

30. Jeanne d'Arc in Rouen auf dem Scheiterhaufen verbrannt (1431); erstes 500-Meilen-Rennen in Indianapolis (1911).

31. Sturzflug des Schneiders von Ulm (1811); VfB Leipzig sichert sich die erste Deutsche Fußballmeisterschaft (1903).

Steine sind faszinierend. Sie scheinen unveränderlich, und doch wachsen sie. Jeder Stein enthält Mineralien, die anfangs klein und unauffällig sind. Werden sie groß, schön und ungewöhnlich in der Form und folgen die Mineralien einem strengen Bauplan, dann nennt man sie Kristalle. Ihre geometrischen Formen sind perfekt. Sie werden häufig mit der Art und Weise verglichen, wie Menschen ihr Leben führen, häufig auch werden Steine mit Astrologie in Verbindung gebracht, und noch häufiger wird ihre Heilkraft beschworen.

Für im Mai Geborene haben jene Steine ganz besonders viel zu sagen, die den beiden Sternzeichen des Monats zugeordnet werden.

1.5. – 10.5. (Stier): Der Aventurin
Sein grün-schillerndes Aussehen erhält der Aventurin durch die Einlagerungen von Fuchsit, einem Chrom-Glimmer. Der Name des Steins leitet sich aus dem italienischen „A ventura“ ab, was soviel wie „aufs Geratewohl“ heißt; „aventura“ heißt Abenteuer. Der Aventurin steht für das, was glücklich und was unglücklich macht – er fördert Selbstbestimmung und regt zum Träumen an. Helfen soll er auch bei Einschlafstörungen.

11.5. – 20.5. (Stier): Der Rauchquarz
Mit seinen schönen Braun-Schattierungen, die durch Aluminium und Lithium sowie durch die Einwirkung radioaktiver Strahlungen entstehen, ist der Rauchquarz ein gern getragener Schmuckstein. In den Alpenländern gilt er als Schutz gegen Unheil. Früher trugen Soldaten den Stein im Krieg im Tornister. Rauchquarz erhöht die Belastbarkeit und hilft, Leid und Anstrengungen besser zu tragen. Moderner gesagt: Er ist ein klassischer Anti-Stress-Stein.

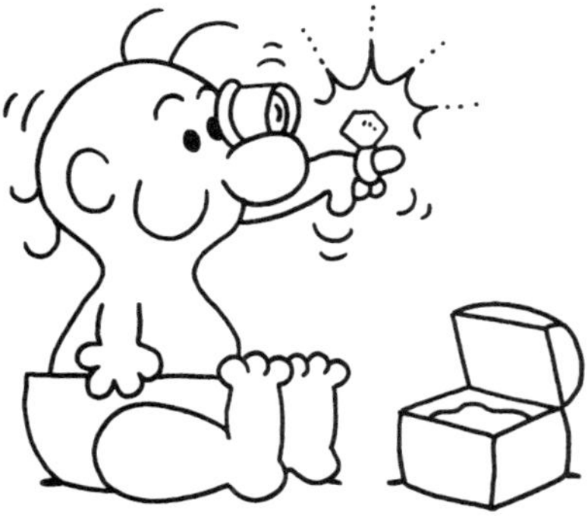

21.5. – 30.5. (Zwillinge): Der Turmalin
Er ist einer der vielfältigsten Steine und kommt in verschiedensten Farben vor. Den Turmalin kannte man bereits in der Antike. Seit dem 17. Jahrhundert gilt er als Symbol für Weisheit; in der arabischen Welt glaubt man, er sei ein Stein der Sonne, der das Herz stärke und Alpträume verhindere.

31.5. (Zwillinge): Der Chalcedon
„Wer sich Festigkeit und Beherztheit wünscht, um eine Rede zu halten, und wer das, was er sagen möchte, geschickt vortragen möchte, der halte einen Chalcedon in der Hand", schrieb Hildegard von Bingen. Tatsächlich ist er der Stein der Redner. Er kann rot, blau, rosa, blaugrün oder weiß sein.

Frauen

1. *Namenstag:* –
Berühmtheit: Behice Boran (*1910 in Bursa), türkische Soziologin und Politikerin

2. *Wibke*
Berühmtheit: Katharina die Große (*1729 in Stettin), Kaiserin von Rußland

3. *Viola*
Golda Meir (*1898 in Kiew), israelische Politikerin

4. *Cäcilia, Valeria*
Audrey Hepburn, eigentlich Edda van Heemstra Hepburn-Ruston (*1929 in Brüssel), US-amerikanische Schauspielerin

5. *Jutta, Sigrid*
Eugénie (*1826 in Granada), Kaiserin von Frankreich

6. *Gundula, Antonia*
Marion Tromel, genannt La Marion du Faouet (*1717 in Faouet), bretonische Bandenführerin

7. *Gisela, Helga*
Evita Perón (*1919 in Buenos Aires), argentinische Politikerin

8. *Klara, Ulrike*
Zita von Bourbon-Parma (*1892 in Viareggio), Kaiserin von Österreich

9. *Theresia*
Sophie Scholl (*1921 in Bingersheim), deutsche Widerstandskämpferin

10. *Liliana*
Katja Seizinger (*1972 in Recklinghausen), deutsche Skirennläuferin

11. Rose Ausländer (*1907 in Czernowitz), deutschsprachige Dichterin

12\. ***Imelda, Joana***
Helene Weigel (*1900 in Wien), deutsche Schauspielerin und Theaterleiterin

13\. ***Rolanda***
Daphne du Maurier (*1907 in London), britische Schriftstellerin

14\. ***Isolda***
Margarete von Valois (*1553), Königin von Navarra und Frankreich

15\. ***Sophia***
Katherine Anne Porter (*1890 in Indian Creek), US-amerikanische Schriftstellerin

16\. Tamara de Lempicka (*1898 in Warschau), polnische Malerin

17\. Valie Export, eigentlich Waltraud Höllinger (*1940 in Linz), österreichische Filmregisseurin und bildende Künstlerin

18\. ***Blanda***
Margot Fonteyn (*1919), englische Tänzerin und Choreografin

19\. ***Berna***
Nancy Witcher Astor (*1879 in Danville), britische Politikerin

20\. ***Elfriede, Valeria***
Cher, eigentlich Cherilyn La Pierre Sarlusian (*1946 in El Centro), US-amerikanische Sängerin und Schauspielerin

21\. ***Wiltrud***
Gabriele Wohmann (*1932 in Darmstadt), deutsche Schriftstellerin

22\. ***Renate, Rita***
Betty Williams (*1943 in Belfast), nordirische Friedenskämpferin und Friedensnobelpreisträgerin

23\. Ingeborg Hallstein (*1937 in München), deutsche Sängerin

24. ***Dagmar, Esther***
Lilli Palmer (*1914 in Posen), deutsche Schauspielerin

25. ***Magdalena, Miriam***
Charlotte Berend-Corinth (*1880 in Berlin), deutsche Malerin, Zeichnerin und Lithografin

26. ***Marianne***
Rahel Varnhagen von Ense (*1771 in Berlin), deutsche Literatin

27. Rachel Louise Carson (*1907 in Springdale), US-amerikanische Schriftstellerin, Meeresbiologin und Ökologin

28. Marguerite Nonnot (*1903 in Decize), französische Komponistin

29. ***Irmtrud***
Louise Michel (*1830 in Vroncourt-la-Cote), französische Revolutionärin

30. ***Jeanne, Reinhild***
Inge Meysel (*1910 in Berlin), deutsche Schauspielerin

31. ***Hilma, Petra, Mechthild***
Louise Farrenc (*1804 in Paris), französische Komponistin, Pianistin und Musikwissenschaftlerin

Männer

1. ***Arnold, Markulf, Sigmund***
Pierre Teilhard de Chardin (*1881 in Sarcenat), französischer Philosoph und Paläontologe

2. ***Boris, Kurt***
Werner Finck (*1902 in Görlitz), deutscher Schauspieler und Kabarettist

3. ***Alexander, Jakob, Philipp***
Niccolò Machiavelli (*1469 in Florenz), italienischer politischer Schriftsteller

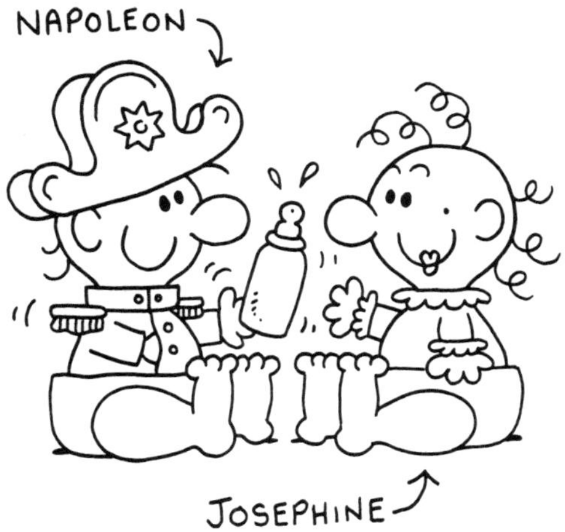

4. ***Florian***
Friedrich Arnold Brockhaus (*1772 in Dortmund), deutscher Verleger

5. ***Franz, Gotthard***
Karl Marx (*1818 in Trier), deutscher Philosoph

6. ***Markwart***
Rudolph Valentino, eigentlich Rudolpho Alfonzo Raffaelo Pierre Filibert Guglielmi di Valentina d'Antonguolla (*1895 in Castellaneta), US-amerikanischer Schauspieler

7. Johannes Brahms (*1833 in Hamburg), deutscher Komponist

8. ***Friedrich, Ulrich***
Henri Dunant (*1828 in Genf), schweizer Philanthrop

9. ***Ottokar, Volkmar***
Adam Opel (*1837 in Rüsselsheim), deutscher Maschinenbauer

10. ***Epimachus, Gordian, Isidor***
Fred Astaire, eigentlich Frederick Austerlitz (*1899 in Omaha), US-amerikanischer Tänzer und Schauspieler

11. ***Joachim, Udo***
Karl Friedrich Freiherr von Münchhausen (*1720 in Bodenwerder), deutscher Offizier

12. ***Achilleus, Pankratius***
Joseph Beuys (*1921 in Krefeld), deutscher Zeichner, Aktions- und Objektkünstler

13. ***Servatius***
Stevie Wonder, eigentlich Steveland M. Judkins (*1950 in Saginaw), US-amerikanischer Soulmusiker

14. ***Bonifatius, Christian, Pascal***
George Lucas (*1944 in Modesto), US-amerikanischer Filmregisseur

15. ***Rupert***
Max Frisch (*1911 in Zürich), schweizerischer Schriftsteller

16. ***Adolf, Johannes, Simon***
Friedrich Rückert (*1788 in Schweinfurt), deutscher Dichter

17. ***Dietmar, Paschalis, Walter***
Jean Gabin, eigentlich Jean-Alexis Moncorgé (*1904 in Mériel), französischer Schauspieler

18. ***Erich, Felix***
Bertrand Russell (*1872 in Trelleck), britischer Mathematiker und Philosoph

19. ***Ivo, Kuno***
Johann Gottlieb Fichte (*1762 in Rammenau), deutscher Philosoph

20. ***Bartel***
Honoré de Balzac (*1799 in Tours), französischer Schriftsteller

21. ***Ehrenfried, Hermann, Konstantin***
Albrecht Dürer (*1471 in Nürnberg), deutscher Maler, Zeichner und Grafiker

22. ***Emil, Roman***
Richard Wagner (*1813 in Leipzig), deutscher Komponist

23. ***Desiderius, Wigbert***
Otto Lilienthal (*1848 in Anklam), deutscher Ingenieur und Flugzeugtechniker

24. Bob Dylan, eigentlich Robert Alan Zimmermann (*1941 in Duluth), US-amerikanischer Sänger und Komponist

25. ***Heribert, Urban***
Miles Davis (*1926 in Alton), US-amerikanischer Jazzmusiker

26. ***Alwin, Philipp***
John Wayne (*1907), US-amerikanischer Schauspieler

27. ***Augustin, Bruno, Julius***
Dashiell Hammett (*1894), US-amerikanischer Kriminalautor

28. ***German, Wilhelm***
Dietrich Fischer-Dieskau (*1925 in Berlin), deutscher Sänger

29. John Fitzgerald Kennedy (*1917 in Brookline), US-amerikanischer Politiker

30. ***Ferdinand***
Michail Alexandrowitsch Bakunin (*1814 in Prjamuchino), russischer Revolutionär

31. ***Fulko***
Rainer Werner Fassbinder (*1945 in Bad Wörishofen), deutscher Schauspieler, Drehbuchautor und Filmregisseur

Das Mai-Gedicht

Es ist die Freiheit der Dichterinnen und Dichter, alles sagen zu dürfen, wenn es nur schön und richtig gesagt ist. Seit Jahrhunderten nun schon sprechen sie immer wieder über die Liebe zur Natur, über die Liebe in den Zeiten des Friedens und der Kriege, über die Liebe an Werk-, Sonn- und Feiertagen, über die Liebe, die in die Jahre gekommen ist und auch über die Liebe in den vier Jahreszeiten und den zwölf Monaten eines Jahres.

Keine Dichterin, kein Dichter ist für das Gedicht „Wie schön blühet uns der Maie“ überliefert, das aus dem 16. Jahrhundert stammt:

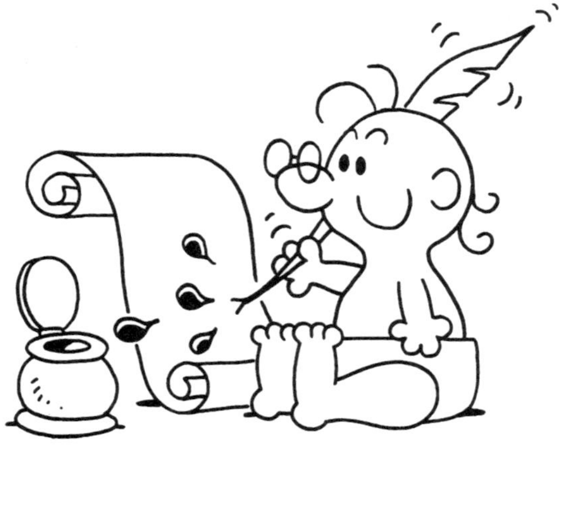

Wie schön blühet uns der Maie!
Der Sommer fährt dahin.
Mir ist ein feins Jungfräulein
Gefallen in meinen Sinn.
Oft sehen tut den Augen wohl;
Wenn ich an sie gedenke,
Mein Herz ist freundenvoll.

Wenn ich des Nachts will schlafen,
So kömmt mir mein schöns Lieb für,
Und wenn ich denn erwache,
So find ich nicht bei mir.
Dann hebst sich erst ein große Klag:
Wenn ich von ihr muß scheiden,
Das macht mich alt und grau.

Zwei Blümlein auf grüner Heide,
Die heißen Wohlgemut,
Läßt uns der liebe Gott wachsen;
Sein uns für Trauren gut;
Vergiß nicht mein Stät' auch dabei:
Grüß mir sie Gott im Herzen;
Die mir die Liebste sei.

Wollt Gott, ich möcht ihr wünschen
Zwo Rosen auf einem Zweig!
Ach Gott, möcht ich sie wecken
Mit meinem stolzen Leib!
Das wäre meinem Herzen ein Hort.
Tu mich, Herzlieb, nu trösten
Mit einem freundlichen Wort.

Ihre Schwangerschaft

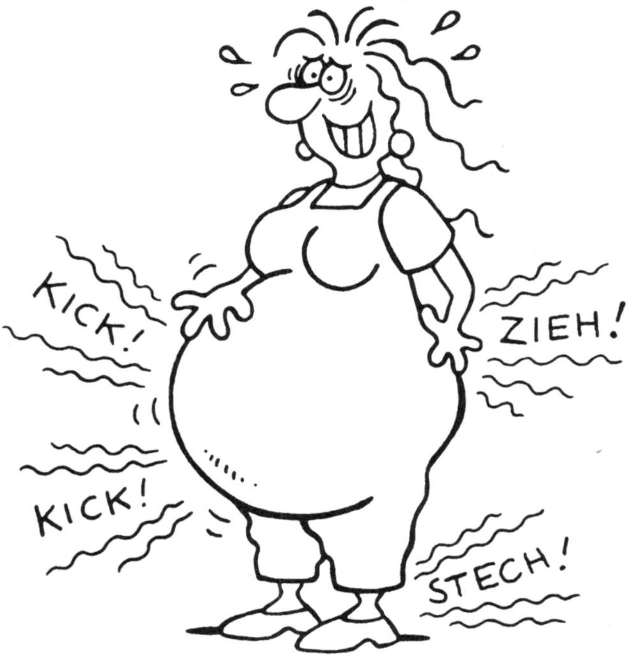

Vorbemerkung

Der Merksatz Nr. 1 für alle schwangeren Frauen lautet: Jammern Sie, was das Zeug hält! Wann, wenn nicht jetzt, haben Sie jemals wieder die Chance, tagein, tagaus in Selbstmitleid zu baden, zu jammern und wehzuklagen, auf daß alle Welt Anteil an Ihrem Schicksal nehme. Das ist das Allerwichtigste, was Sie auf keinen Fall während Ihrer Schwangerschaft vergessen dürfen (und natürlich auch nicht, daß Sie nun endlich das Recht haben, sich mit all dem kalorienreichen Zeugs vollzustopfen, auf das Sie sonst mit Rücksicht auf die schlanke Linie immer verzichten mußten. Nun können Sie ja jedes hinzukommende Fettpolster auf das Baby schieben!).

Natürlich müssen Sie jetzt auch andauernd an die Zukunft denken, müssen sich vorbereiten und üben und sich von einer Hebamme oder einer Freundin, die bereits Mutter ist, die merkwürdigsten Handgriffe erklären lassen. Sie können nun mit Ihrem Liebsten all die wunderschönen Momente des Glücks genießen und sich in schwierigen Phasen seiner uneingeschränkten Zuwendung versichern, usw. usf.

Ja gewiß, die Schwangerschaft ist das größte Abenteuer im Leben einer Frau. Vor allem aber ist es ein Stück verdammt harter Arbeit, eine scheinbar nicht enden wollende Zeit voller Übelkeit, Rückenschmerzen und dergleichen mehr.

Neben der humoristischen Betrachtung der Schwangerschaft finden Sie deshalb in diesem zweiten Teil des Buches, jeweils im unteren Bereich der Seite, ernsthafte Tips und Hinweise zum behandelten Thema. Und jetzt: Freuen Sie sich auf Ihr Kind!

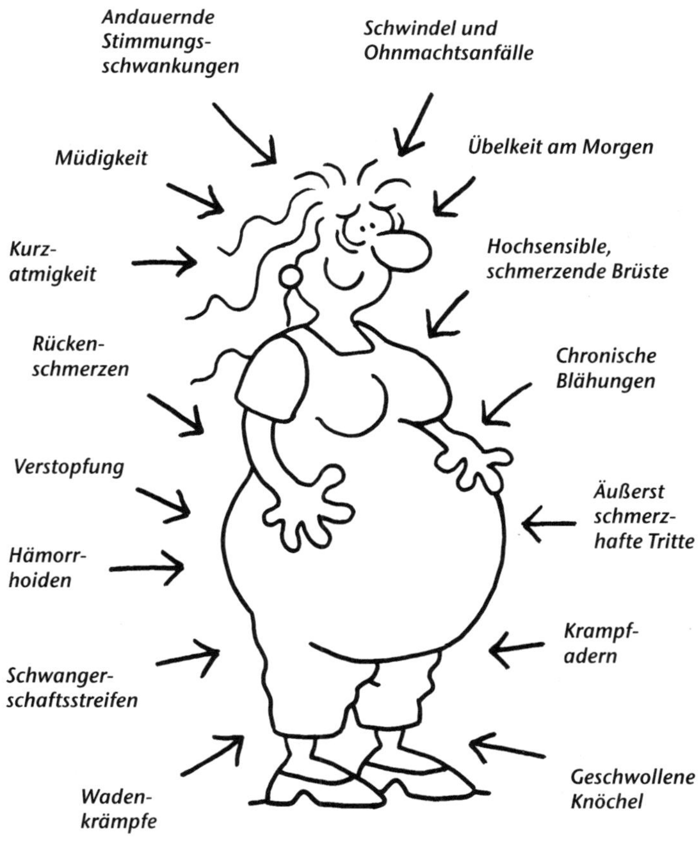
Andauernde Stimmungs-schwankungen
Schwindel und Ohnmachtsanfälle
Müdigkeit
Übelkeit am Morgen
Kurz-atmigkeit
Hochsensible, schmerzende Brüste
Rücken-schmerzen
Chronische Blähungen
Verstopfung
Äußerst schmerz-hafte Tritte
Hämorr-hoiden
Krampf-adern
Schwanger-schaftsstreifen
Waden-krämpfe
Geschwollene Knöchel

Übelkeit

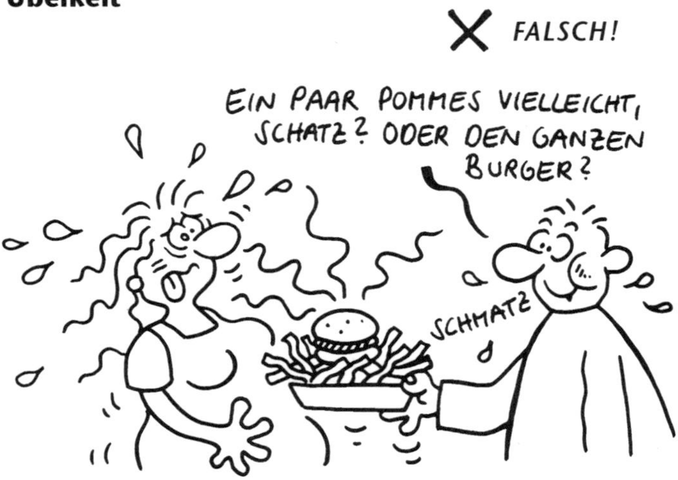
FALSCH!
EIN PAAR POMMES VIELLEICHT, SCHATZ? ODER DEN GANZEN BURGER?
SCHMATZ

Verzichten sollten Sie auf fettige und stark riechende Nahrungsmittel, wie etwa Pommes frites, Grillhähnchen, Hamburger, geräucherten Fisch, Sahnetorten oder diese geruchsintensiven französischen Käsesorten, die stinken wie tagelang getragene Socken – oha ... sorry! Atmen Sie jetzt gaaanz ruhig ein und aus, bis es Ihnen wieder besser geht. Vielleicht hilft auch ein Glas kaltes Wasser.

Übelkeit kann vorkommen, muß aber nicht. Wer sie nicht hat, muß sich deshalb keine Sorgen machen. Aber auch Frauen, die morgens, in selteneren Fällen auch abends oder gar den ganzen Tag lang Übelkeit verspüren, müssen nicht in Panik verfallen. Anderen geht es vielleicht anders, aber nur wenigen geht es gar nicht so. Vor allem gilt es zu prüfen, wo die äußere Ursache für das Unwohlsein liegt: Erträgt man plötzlich den Geruch des zuvor jahrelang getrunkenen Tees nicht mehr? Ist es der kalte Rauch? Fisch? Seife? Gar die Zahnpasta?

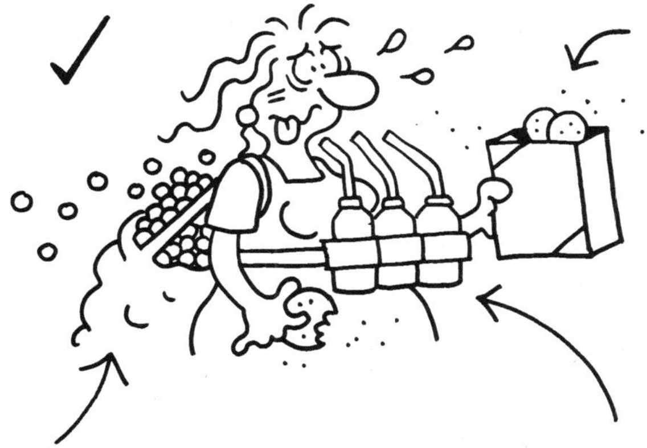

RICHTIG!
Trockene Cracker schmecken bei Übelkeit lecker
Eine ausreichende Menge magenberuhigender Pfefferminz-Pastillen sollten Sie immer dabeihaben.
Trinkflaschen mit Pfefferminztee, Kamillentee und Lindenblütentee

Alle äußeren Ursachen, so sie erkannt sind, lassen sich schnell abstellen. Hilfreich ist es auch, noch vor dem Aufstehen etwas zu essen und die vielleicht früher üblichen großen Mahlzeiten durch viele kleine zu ersetzen, damit der Magen nie ganz leer ist. Hilft das alles nicht und ruft die Übelkeit ein länger anhaltendes Erbrechen hervor, welches das Gewicht und damit die eigenen Kräfte reduziert, dann muß ärztlicher Rat in Anspruch genommen werden: Es gibt eine Vielzahl unschädlicher pflanzlicher Mittel, die schnell und komplikationslos Abhilfe verschaffen.

Schwangerschaftsstreifen

Dickes Buch für ausreichende Lesezeit, während Sie sich ganztägig einweichen

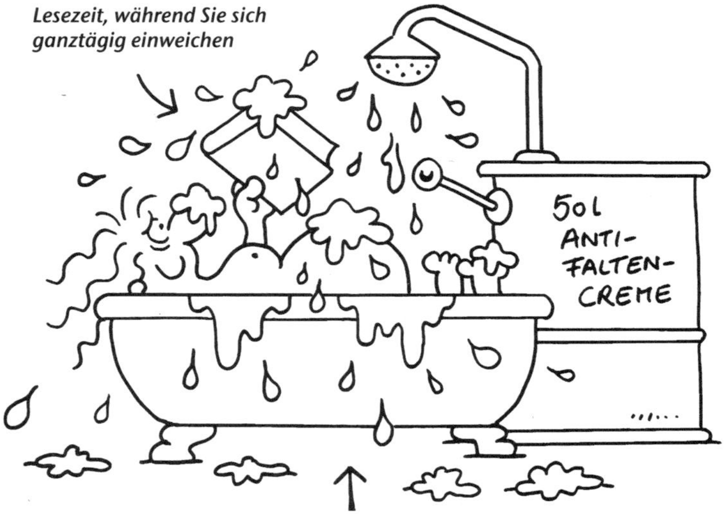

Empfohlene Standard-Dosierung

Schwangerschaftsstreifen kommen nicht allein bei Schwangeren vor. Alle Menschen, die, aus welchen Gründen auch immer, plötzlich an Umfang und Volumen zunehmen und deren Bindegewebe nicht die Reißfestigkeit einer schweren Gummimatte hat, können solche Streifen bekommen. Bei Schwangeren ist das Bindegewebe an den Brüsten, dem Bauch, den Hüften und den Oberschenkeln einer besonderen Belastung ausgesetzt. Alles wird größer, voluminöser, dicker. Dadurch können sich im Bindegewebe unter der Haut feine Risse bilden, die nicht mehr verschwinden.

Bevor Sie ausgehen

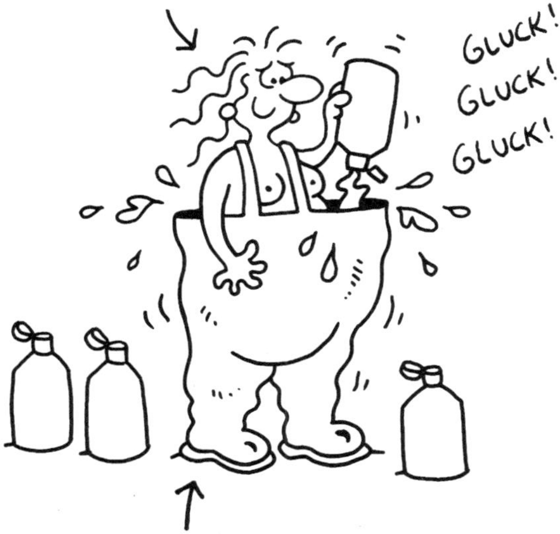

Anglerhose mit Anti-Falten-Creme füllen. Die recht füllige Hose kann mühelos unter locker fallender Umstandskleidung verborgen werden (die merkwürdigen Knatsch-Geräusche können natürlich bei Passanten zu Irritationen führen).

Sind die Risse einmal da, ist es schon zu spät. Deshalb ist es ratsam, schon früh, spätestens aber mit dem vierten Schwangerschaftsmonat, wenn der Bauch langsam Form und Rundung annimmt, Haut und Gewebe mit Massageölen und speziellen Cremes einzureiben, durch welche die Elastizität der Haut und des Bindegewebes gesteigert wird. Aber es sind nicht die Öle und Cremes allein, die vorbeugen: vitaminreiche Kost, in der vor allem das Vitamin E nicht fehlen darf, ist auch hier hilfreich. Alle Mühen werden allerdings vergeblich sein, wenn die Gewichtszunahme über das normale Maß hinausgeht.

Beschwerden

Rückenschmerzen, Seitenstechen, Brustziehen, geschwollene Knöchel, Kurzatmigkeit und chronische Müdigkeit sind die ständigen Begleiter einer jeden schwangeren Frau, besonders im Endstadium der Schwangerschaft, wenn Sie schwerer und schwerer werden.

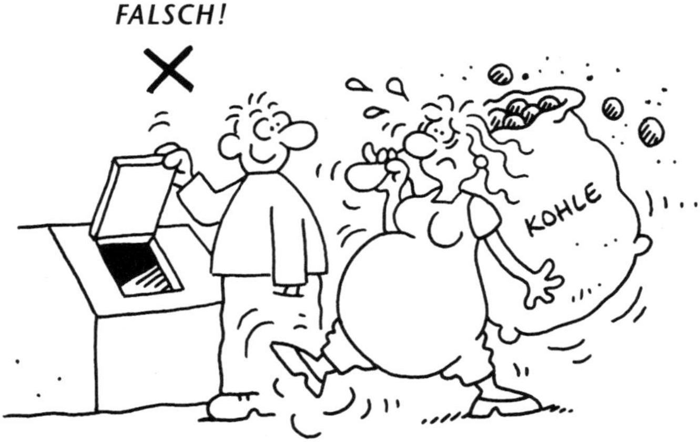

Eine Schwangerschaft ist keine Krankheit. Aber sie verändert nicht nur die Form des Körpers, sie verändert auch die unterschiedlichen Funktionen im Körper. Manche Schwangeren nehmen dies kaum wahr, andere haben Beschwerden, die allerdings nur in den seltensten Fällen mit einer Erkrankung gleichzusetzen sind. Kaum eine Frau, die in den letzten Wochen der Schwangerschaft nicht unter Rückenschmerzen leidet – hilfreich sind hier Gymnastik, Entspannungsübungen und ruhiges Rückenschwimmen –, kaum eine Schwangere, die nicht auch unter Atemnot, besonders beim Treppensteigen, leidet – das ist nicht etwa Konditionsmangel, sondern allein dem Wachstum des Kindes geschuldet.

Die Lösung dieser Probleme ist natürlich ganz einfach: Füße hoch und die Dinge so leicht wie möglich nehmen. Glücklicherweise wird Ihnen Ihr geliebter Partner verständnis- und aufopferungsvoll zur Seite stehen, wird Ihnen die täglichen kleinen Besorgungen abnehmen, wird einkaufen, saubermachen, kochen und jeden Handgriff tun, sobald Sie nur leise aufseufzen. (Stimmt doch genau, oder? Und flog da nicht eben auch ein Rudel Schweine an Ihrem Fenster vorbei, um im Süden zu überwintern?)

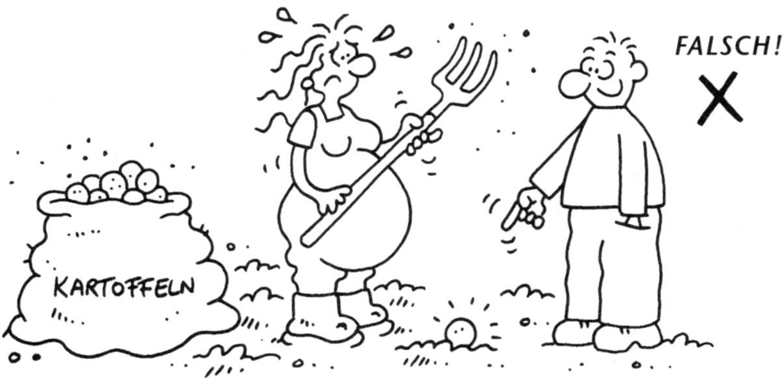

Keine Panik bei Juckreiz auf der Haut oder bei Ödemen im Gewebe der Haut. Sodbrennen, bedingt durch die hormonelle Umstellung, kann mit dem Beginn der Schwangerschaft auftreten und durch kleine, leichte Mahlzeiten mindestens reduziert werden. Wadenkrämpfe sind zumeist ein Hinweis auf Magnesiummangel, der durch Obst und Gemüse (Aprikosen, Nüsse, Trockenfrüchte, Bohnen) getilgt werden kann. Blutarmut, zumeist begleitet von Schlafstörungen, Müdigkeit, Kopfschmerzen und Appetitlosigkeit, ist ein Hinweis auf Eisenmangel, den man aber nicht durch Präparate ausgleichen sollte: Zuviel Eisen tut dem wachsenden Kind nicht gut. Hier hilft ärztlicher Rat, der übrigens auch bei allen Auffälligkeiten im Genitalbereich eingeholt werden muß.

Blasenschwäche

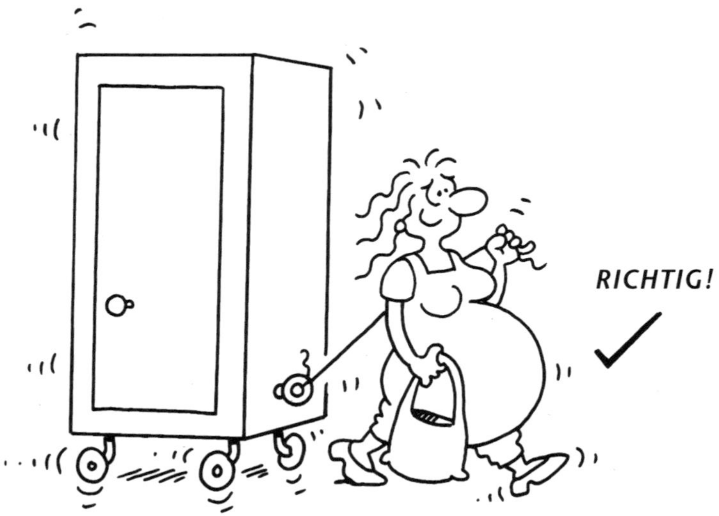

Harndrang begleitet geradezu zwangsläufig jede Schwangerschaft: Frau geht häufiger zur Toilette als sonst, Frau läßt auch häufiger Wasser als sonst. Die Gründe dafür sind einfacher Natur: Zum einen speichert der Körper während der Schwangerschaft mehr Wasser als sonst, zum anderen lastet die immer schwerer werdende Gebärmutter so auf der Blase, als wolle sie sie ausdrücken. Die vermeintliche Blasenschwäche ist also nur eine Folge der Gebärmutterstärke. Angenehmer wird es dadurch nicht. Nicht jedesmal findet sich, an welchem Ort auch immer, gleich eine Toilette.

Selbstwahrnehmung

Gegen Ende der Schwangerschaft fühlen sich viele Frauen wie ein gestrandeter Wal und haben das Gefühl, riesengroß und sehr unattraktiv zu wirken. Bevor Sie sich vor Ihrem Mann verstecken, sollten Sie daran denken, wie simpel Männer funktionieren, und sich die folgende Formel vor Augen führen:

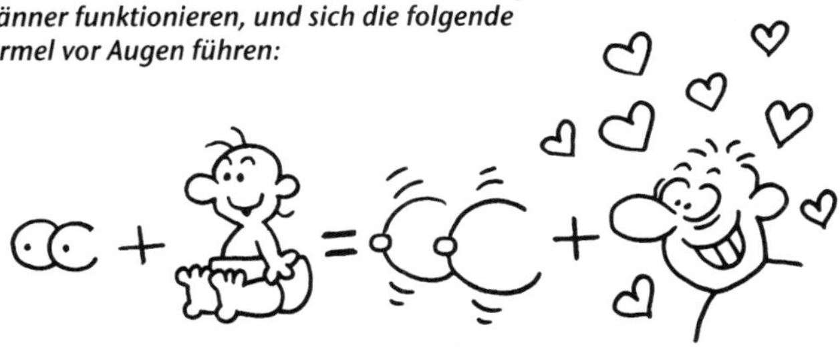

Jede Schwangere ist schön, wenn sie erst einmal die Schwangerschaft akzeptiert hat und der veränderten Lebensperspektive mit Freude entgegensieht. Dann ist sie, in des Wortes wahrster Bedeutung, das blühende Leben. Das stille Hineinhorchen in den eigenen Körper wie auch seine besondere Pflege lassen ein Körperbewußtsein und ein mit dem Kinde wachsendes Selbstwertgefühl entstehen, das gezeigt werden will: „Seht mich an: Ich bin schwanger. Ich bin schön. Und morgen bin ich noch schöner." Der veränderte Hormonhaushalt, die bewußtere Ernährung und die Abstinenz von Nervengiften wie Zigaretten und Alkohol lassen nicht nur das Haar und die Fingernägel stärker sprießen, machen nicht nur die Haare seidiger und glänzender, sie laden geradezu ein, sich schön zu machen: sich anders und vielleicht ein wenig aggressiver als sonst zu schminken und keine Scheu zu haben vor so verwegener wie farbenfroher Kleidung. Denn die Monate bis zur Geburt sind ein einziges Fest. Der Alltag kommt dann schon noch früh genug.

Nachtruhe *Natürlich behaupten die meisten sogenannten Fachleute, daß Babys während der Schwangerschaft gar nicht unterscheiden können, ob es gerade Nacht oder Tag ist, so daß sie gar nicht wissen, daß sie Ihnen eine schlaflose Nacht bereiten. Ja? Und Sie glauben das auch noch???*

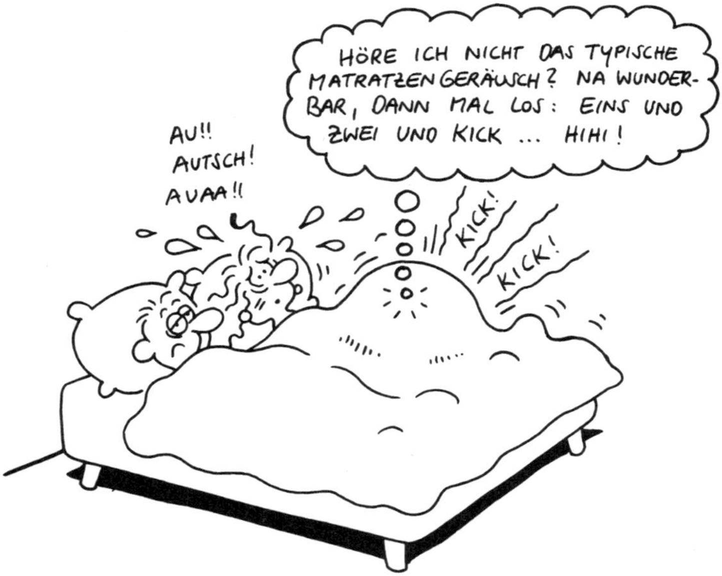
HÖRE ICH NICHT DAS TYPISCHE MATRATZENGERÄUSCH? NA WUNDERBAR, DANN MAL LOS: EINS UND ZWEI UND KICK ... HIHI!
AU!! AUTSCH! AUAA!!
KICK!
KICK!

Schlafstörungen, besonders im letzten Drittel der Schwangerschaft, haben gemeinhin drei Ursachen: Zum einen macht es der stetig wachsende Bauch unmöglich, gewohnte Schlafpositionen einzunehmen, zum anderen arbeitet das Kind im Bauch der werdenden Mutter, es tritt und boxt, und schließlich halten Sorgen um das werdende Kind, um die kommenden Belastungen manche Schwangere vom Schlaf ab.

Wir können Ihnen leider nur empfehlen, künftig im Stehen zu schlafen. (Zu allem Überfluß kommt hinzu, daß auch Ihr Partner überaus unruhige Nächte verbringt, da er Ihr andauerndes Wälzen und Herumwerfen mitbekommt und fürchten muß, von Ihrem Körper zu Tode gequetscht zu werden.)

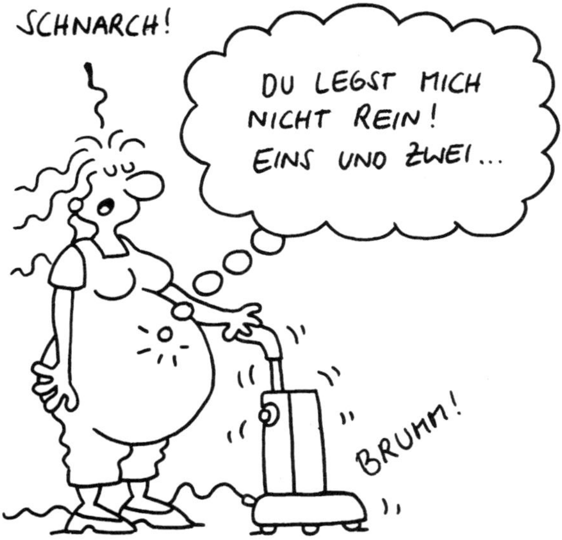
SCHNARCH!
DU LEGST MICH NICHT REIN! EINS UND ZWEI...
BRUMM!

Damit sie nachts trotzdem zur wohlverdienten Ruhe kommt, gilt es, abends nur noch leichte Kost zu sich zu nehmen, die den Verdauungsapparat wenig belastet. Als wirksam erweist sich auch ein warmes Bad, mit dem die eigene Aufgeregtheit gelindert werden kann. Für Schwangere, die es gewohnt sind, auf der Seite zu schlafen, kann es hilfreich sein, ein mittelgroßes Kissen oder eine Rolle zwischen ihre Knie zu legen.

Ernährung

Die alte, höchst mißverständliche und lange für die absolute Wahrheit gehaltene Weisheit, daß eine Frau, die – wie man damals zu sagen pflegte – ein Kind unter dem Herzen trage, nun aber mindestens für zwei essen müsse, wird als eine aberwitzige Empfehlung spätestens dann erkennbar, wenn sie nicht nur ein, sondern gleich mehrere Kinder unter dem Herzen trägt. Soll sie dann für drei oder gar vier essen? Alles Unsinn. Eine Schwangere hat in den ersten drei Monaten einer Schwangerschaft einen Bedarf von etwa 2400 Kalorien – das ist identisch mit dem Bedarf einer Frau, die kein Kind erwartet –, im zweiten Drittel der Schwangerschaft steigt der Bedarf auf 2600, im letzten Drittel auf etwa 2800 Kalorien. Die meisten Frauen haben allerdings kaum Zeit und Lust, fein säuberlich Portionen auszuwiegen und Kalorien nicht minder erbsenzählerisch auszurechnen. Und das ist gut so. Denn glücklicherweise ist der Körper klüger als der Kopf. Während der Kopf vielleicht noch gewillt ist, Kalorientabellen auswendig zu lernen, signalisiert der Körper einen den Umständen entsprechend veränderten Appetit: nicht auf alles, und nicht auf alles in Mengen, die eine Mastzucht vermuten lassen. Er will soviel, wie er braucht. Natürlich wird die Schwangere dadurch dicker, legt an Gewicht zu. Normalgewichtige Frauen – was immer das auch sein mag – nehmen während der 40 Schwangerschaftswochen zwischen 10 und 13 Kilo zu, etwa drei bis vier Kilo gehen auf das Kind, bis zu 3,5 Kilo auf Fruchtwasser, Mutterkuchen und Gebärmuttermuskeln. Kritisch wird eine Gewichtszunahme erst bei 20 Kilo oder bei mehr als 30 Prozent Übergewicht. Statt etwa dann eine Diät anzusetzen – grundsätzlich verboten während der Schwangerschaft! –, ist ärztlicher Rat in Anspruch zu nehmen.

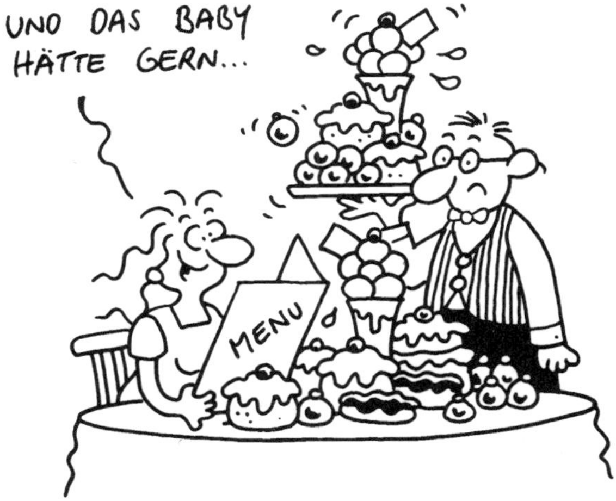

Der dauernde Appetit sollte nicht unterdrückt werden. Denn für die werdende Mutter und das Kind ist es besser, wenn mehrere kleine Mahlzeiten eingenommen werden als wenige große. Kleine Mahlzeiten werden besser verarbeitet, halten den Blutzuckerspiegel konstant und tragen wesentlich zu einem Wohlbehagen bei, das nicht fortwährend von Gewissensbissen angeknabbert wird. Vor allem aber muß viel getrunken werden. Zwei Liter am Tag sind das Minimum, an heißen Tagen deutlich mehr. Neben Milch sollten es sein: Mineralwasser, Kräuter- oder Früchtetee sowie frischer Obst- oder Gemüsesaft. Auf Kaffee oder Tee – maximal drei Tassen täglich – muß nicht verzichtet werden. An niederprozentigen alkoholischen Getränken kann genippt werden, um Hochprozentiges ist dagegen ein ebenso weiter Bogen zu machen wie um Schmerz- und Beruhigungspillen.

Eine Spezialkost für werdende Mütter gibt es nicht. Nur ausgewogen muß sie sein. Notwendig sind Kohlehydrate, Proteine, Fette und Vitamine.

Kohlehydrate sind die Energie- und Kraftspender. Sie sind enthalten in Vollkornbrot, Müsli, Getreide, Hülsenfrüchten, Gemüse, ungeschältem Reis, Kartoffeln, Teigwaren und Obst.

Proteine oder Eiweiße sind wichtig für den Aufbau aller Gewebe des Kindes: Knochen, Muskeln, Knorpel und Blutzellen. Tierisches Eiweiß ist enthalten in Fisch, Fleisch, Eiern, Käse, Milch, Quark und Joghurt. Pflanzliches Eiweiß findet sich in allen Vollkornprodukten, in Keimlingen, Nüssen, Hülsenfrüchten, Naturreis und auch in Kartoffeln.

Fette sind wichtig für die Verwertung der Vitamine im Körper. Sie setzen die Vitamine erst frei: Karotten ohne Fett sind einfach nur rot, erst Karotten mit Fett (z. B. Butter) geben die Vitamine frei. Deshalb sind etwa fettlose Rohkostsalate in etwa so gesund wie ein Stück Pappe. Also eher gar nicht.

Vitaminen kommt während der Schwangerschaft eine besondere Bedeutung zu, weil der Bedarf höher als sonst ist. Da aber einige Vitamine – so etwa B und C – vom Körper nicht gespeichert werden können, müssen sie, in welcher Form auch immer, täglich zu sich genommen werden. Vitamin B ist in einigen Gemüsesorten, Früchten, aber auch in Fleisch, Fisch, Milchprodukten, Getreide und Nüssen enthalten. Vitamin C findet sich besonders in Zitrusfrüchten, in Beeren, aber auch in Gemüse (Kartoffeln, Paprika, Kohl). Vitamin D, wichtig für den Aufbau der Knochen und Zähne, wird bereitgestellt durch Milch, Eigelb, Fisch und Fleisch, aber auch – zum Nulltarif – durch die Sonne. Eine 40minütige Sonnenbestrahlung reicht aus, um den täglichen Bedarf an Vitamin D im eigenen Körper entstehen zu lassen.

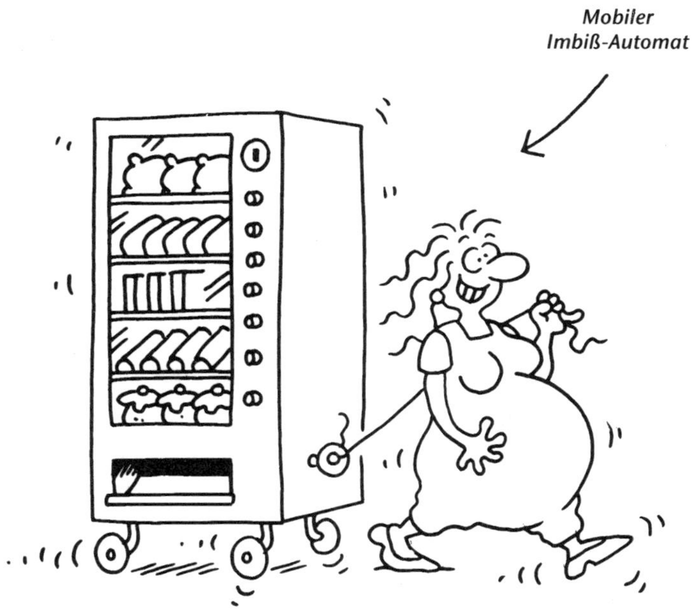

Nahezu alle Mineralien und Spurenelemente – Eisen, Kalium, Magnesium, Zink, Phosphor, Jod und Kalzium –, die so wichtig sind für die Blutbildung und den Knochenaufbau des Kindes, werden gemeinhin durch eine ausgewogene und abwechslungsreiche Ernährung bereitgestellt. Nur in Ausnahmefällen müssen sie als verordnete Präparate von einer Ärztin oder einem Arzt verschrieben werden.

Abzuraten ist von allen Selbstversuchen. Mehr als das Übliche ist gerade in diesem Bereichen nie gut. Die Dosierung sollte immer in der ärztlichen Verantwortung liegen.

Sport

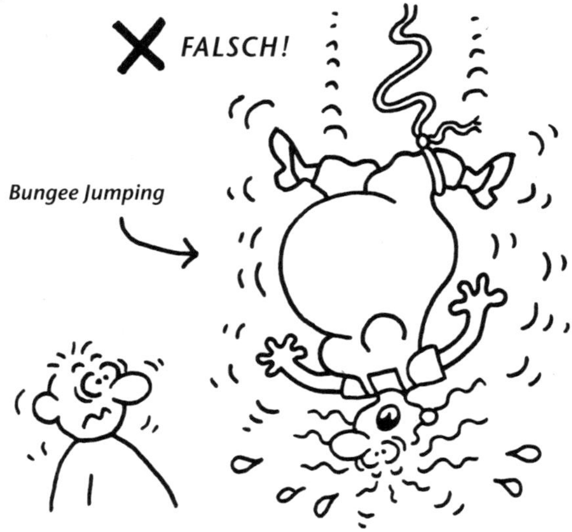

Wer bislang Sport aus Lust an der Bewegung, aus Freude am Spiel und an der körperlichen Ertüchtigung betrieben hat, muß als Schwangere nun nicht in vollkommenen Stillstand verfallen. Ganz im Gegenteil: Körperliche Ertüchtigung ist ein Mittel, um den Kreislauf in Schwung zu bringen, sich mancherlei Beschwerden erst gar nicht auszusetzen und vor allem, um sich fit zu machen für Schwangerschaft, Geburt und die ersten Wochen und Monate nach der Niederkunft, die aus jeder Frau eine Schwerstarbeiterin machen und mit dem bisherigen Lebensrhythmus kaum noch etwas gemein haben. Doch die Leistungen, die zuerst der Schwangeren und dann der Mutter abverlangt werden, sind nicht zu erreichen mit einem Trainingsprogramm wie für einen Wettkampf. Leichtigkeit ist angesagt. Frau darf sich zwar mühen, aber nicht überanstrengen.

✓ *RICHTIG!*

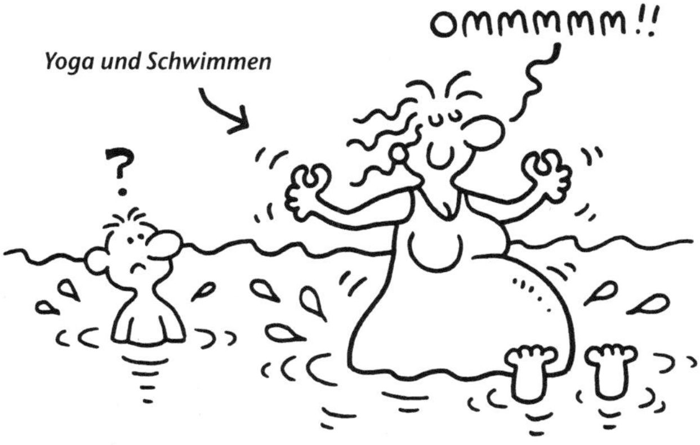

Es gilt eine ganz einfache Regel: Wenn der werdenden Mutter die Luft ausgeht, wird sie auch für das im Leib der Mutter heranwachsende Kind knapp. Zu meiden sind Sportarten, die rütteln und schütteln – Reiten, Skilaufen, Eislaufen –, die den Körper über Gebühr strecken – Surfen, Volleyball, Geräteturnen – und auch solche, bei denen Stürze und ein Hinfallen nicht ausgeschlossen werden können. Sanft soll es zugehen: Wer es mag, kann walken oder wandern, kann auf gut asphaltierten Pisten radeln, und auch gejoggt werden kann in den ersten Schwangerschaftsmonaten. Irgendwann bleibt nur noch die Bewegung im Wasser, bleibt das Schwimmen, diese für Schwangere so optimale Sportart, weil der Auftrieb des Wassers den Körper entlastet und lockert, die Bewegung aber die Durchblutung fördert und zugleich Schulter-, Rücken- und Beinmuskulatur stärkt.

Urlaub

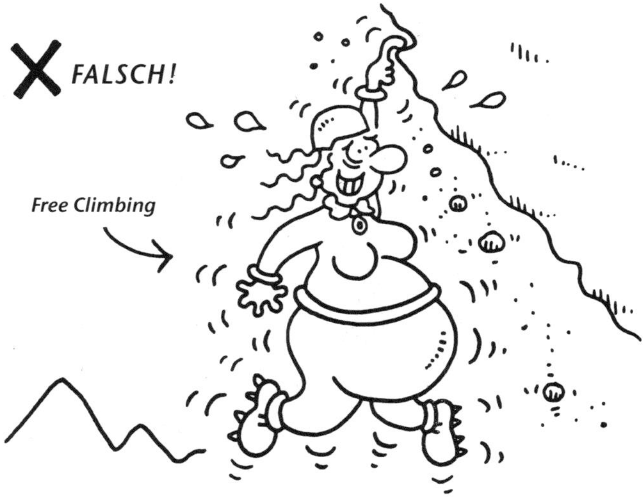

Wenn es nicht gerade Wüstendurchquerungen, Radtouren vom Nordkap bis Sizilien oder Bergtouren Richtung Himalaya sind, dann gibt es überhaupt keinen Grund, weshalb Schwangere nicht aus dem Alltag in die Ferien fliehen sollten. Die beste Zeit dafür liegt zwischen dem vierten und achten Schwangerschaftsmonat: Im vierten Monat hat sich der Körper mit den neuen Bedingungen abgefunden und eine neue Stabilität aufgebaut, in den letzten Schwangerschaftswochen wird nicht nur das Reisen beschwerlicher, sondern man muß auch damit rechnen, daß das Kind sich plötzlich auf den Weg in die Welt macht. Ferienorte müssen klimatische Bedingungen haben, die den Kreislauf nicht noch zusätzlich belasten. Also nicht zu heiß – maximal 28 Grad – und vor allem nicht zu feucht.

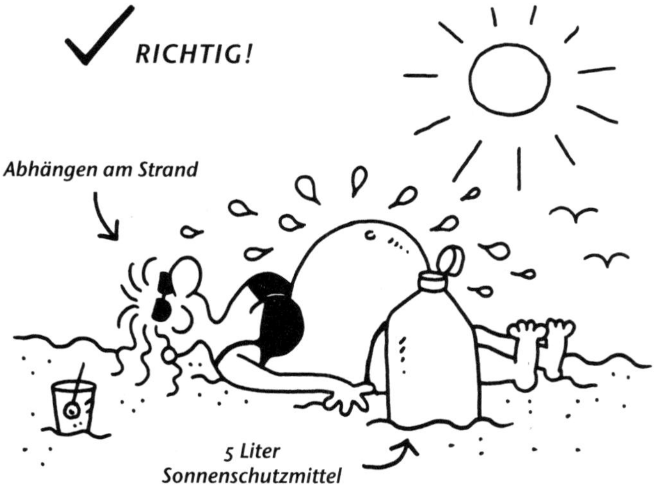

Das Beschwerlichste an den Ferien ist die Fahrt zum Urlaubsziel. Mit der Eisenbahn reisen werdende Mütter nicht nur am sichersten, sondern auch am bequemsten. Schneller ist das Flugzeug. Die kleinen Aufregungen bei Start und Landung schlagen nicht auf das Kind durch, aber die Enge der Sitze gebietet es, daß sich die werdende Mutter mindestens einmal pro Stunde erhebt und streckt und die wenigen Meter geht, die man im Flugzeug gehen kann. Mehr als vier Flugstunden sollte man allerdings nicht unterwegs sein. Wenn es Gründe gibt, mit dem Auto zu reisen, dann sollte die Schwangere nur ausnahmsweise am Lenkrad sitzen, immer ordentlich angeschnallt sein und nicht das Gefühl haben müssen, im Raucherabteil zu sitzen. Pausen dürfen nicht immer erst dann gemacht werden, wenn der Tank leergefahren ist, und sie müssen auch länger als das Betanken dauern.

Freizeitgestaltung

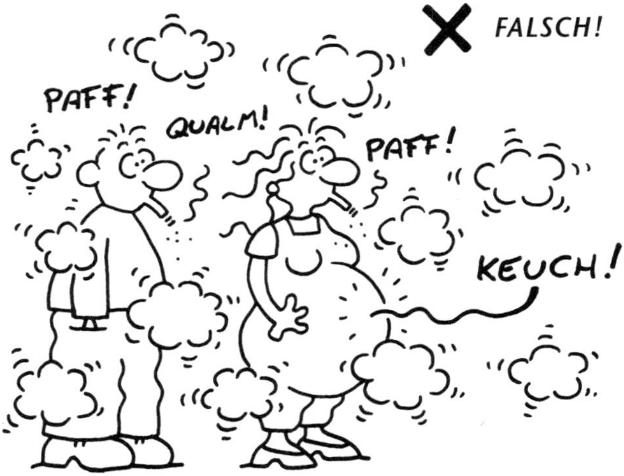

In ihrer Freizeit ist die Schwangere, wohin sie auch geht oder fährt, mit wem sie sich auch trifft, wie ausdauernd sie auch vor dem Fernseher hockt oder mit Freundinnen und Freunden telefoniert, nie allein. Immer geht, fährt, trifft, hockt und telefoniert auch das werdende Kind. „Allein zu zweit sein“ hat nun eine ganz andere Bedeutung. Aber die ist nicht schlechter als die bisherige, die den Partner meinte. Ganz im Gegenteil: Diskussionen, ob man nun in dieses oder jenes Kino geht, fallen mit Kind im Bauch ebenso weg wie auch so bedeutende Fragen, ob man nun rechts- oder linksrum um den See geht oder gar nicht. Frau entscheidet allein für sich und für das werdende Kind, das während der Schwangerschaft ihres und nur ihres ist. Natürlich redet das noch stumme Wesen immer ein Wörtchen mit, wenn es um Freizeitgestaltung geht, aber es redet nicht rein.

RICHTIG!

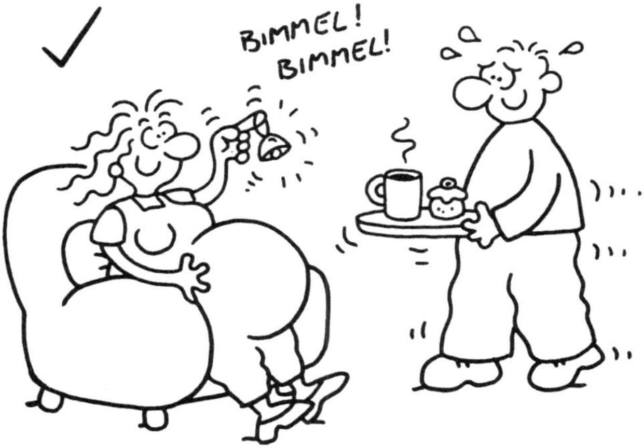

Die Freizeitgestaltung verändert sich weniger, als manche werdenden Eltern befürchten. Natürlich ist es nicht gerade sinnvoll, die Nächte in verräucherten Bars oder Techno-Diskotheken zu verbringen, auf dem Rummelplatz mit der Doppel-Looping-Bahn zu fahren oder weiterhin darauf zu bestehen, als Free-Climberin herumzuturnen oder vom 5-Meter-Brett die angehockte Doppelschraube vorzuführen. Alles andere aber ist weiterhin möglich und auch nötig: Kino und Disco, Kneipen und Bars, Essen mit Freundinnen und Freunden, Musik in Sälen und open air. Vielleicht geht alles ein wenig gemächlicher und mit Hilfe des Partners schonender und rücksichtsvoller gegen sich selbst zu, aber nichts wäre widersinniger, als wenn die werdende Mutter mit der Schwangerschaft alles aufgäbe, was bisher zu ihrem Leben gehört hat, was ihr Spaß gemacht und Abwechslung bereitet hat.

Die Partnerschaft

Es ist sehr wichtig für Ihre Partnerschaft, daß Sie während Ihrer Schwangerschaft alle wichtigen Erfahrungen mit Ihrem Mann oder Lebensgefährten teilen, daß Sie ihn immer mit einbeziehen und ihm die Chance geben, das zu fühlen, was Sie fühlen.

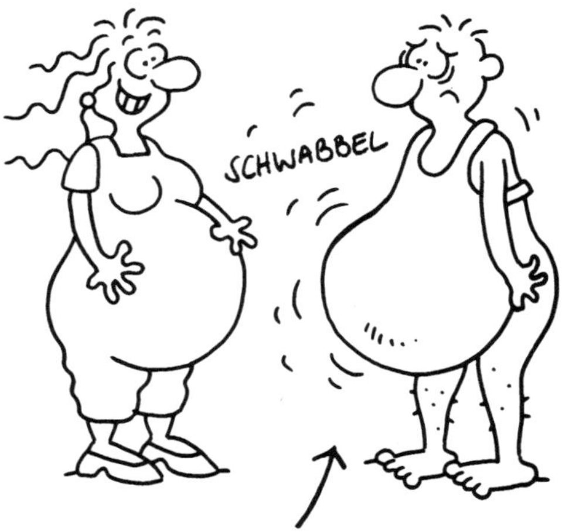

Eine mit Wasser gefüllte Bauchattrappe erlaubt es Ihrem Partner, genau das gleiche zu fühlen wie Sie: So lernt auch er die wundervollen Schwangerschaftsgefühle wie Rückenschmerzen, Kurzatmigkeit, ständige Müdigkeit usw. intensiv kennen. Füllen Sie jeden Monat die entsprechende Wassermenge nach, bis der Gummisack fast platzt, um das Schwangerschaftsgefühl möglichst naturgetreu zu simulieren.

Manche Männer beschließen unmittelbar nach dem Satz „Du, ich bin schwanger, wir bekommen ein Kind", ab sofort die bessere Mutter sein zu wollen: prä- und postnatal und überhaupt. Das ist die Flucht nach vorn. Sie ähnelt der Flucht vor der werdenden Mutter. Will der eine sofort mit den Atemübungen für die Preßwehen beginnen, verdrückt sich der andere zu seinen Freunden mit der Klage, daß sie, seine Frau, nun nie mehr allein nur für ihn dasein werde.

Mit Wasser gefüllte, riesige Brüste können die Intensität des Schwangerschaftsgefühls noch erhöhen.

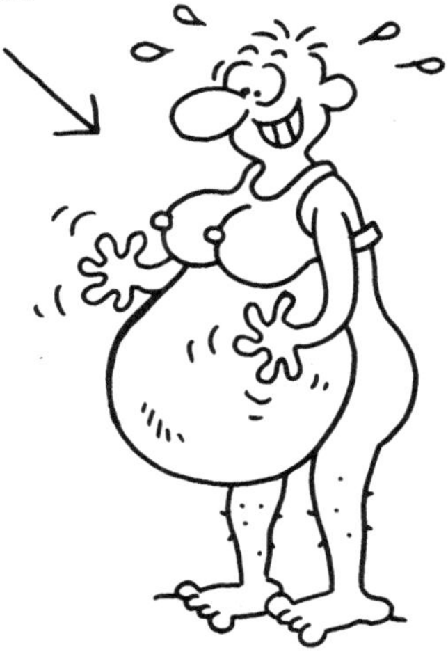

Fluchtmänner sind Egoisten. Sie haben schon Lösungen für die Probleme parat, ehe überhaupt darüber gesprochen worden ist. Sprechen aber tut not: Denn eine Schwangerschaft wirbelt nicht selten die Beziehungen zweier Menschen so kräftig durch, daß beide schon mal überrascht sein können, es so lange miteinander ausgehalten zu haben. So weit muß es nicht kommen, wenn rechtzeitig und ernsthaft miteinander gesprochen und auch gestritten wird, bar aller Verletzungen und voller Vertrauen darauf, daß es nicht schlecht ist, wenn einer schwangeren Frau ein fast schwangerer Mann zur Seite steht.

Stimmungsschwankungen und Übelkeit

Um für Ihren Partner nachvollziehbar zu machen, welchen ungeheuren Gefühls- und Stimmungsschwankungen Sie während Ihrer Schwangerschaft ausgesetzt sind, mischen Sie ihm einfach ein paar Psychopharmaka in sein Müsli.

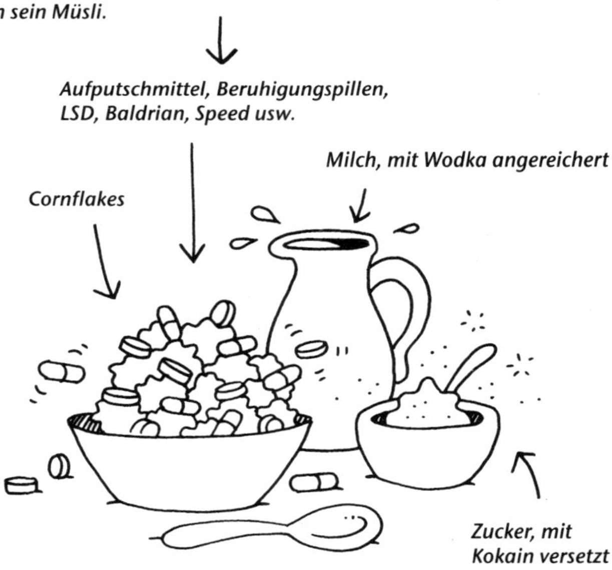

Jede Schwangerschaft ist zugleich auch immer ein Kraftwerk der Gefühle, guter und schlechter, willkommener und unwillkommener, neuer und alter. Stimmungsschwankungen sind alles andere als Launen. Sie haben konkrete Ursachen. Zu vieles, was bislang als gesichert und vielleicht gar als ewigwährend gelten konnte, ist jetzt des Fragens würdig. Die Wechselbäder der Gefühle sind aber auch eine Chance, wenn sie als

Und wenn Sie Ihrem Partner klarmachen wollen, wie kotzübel Ihnen jeden Morgen ist, garnieren Sie einfach sein Frühstück mit ein bißchen Katzendreck – er wird Sie künftig besser verstehen.

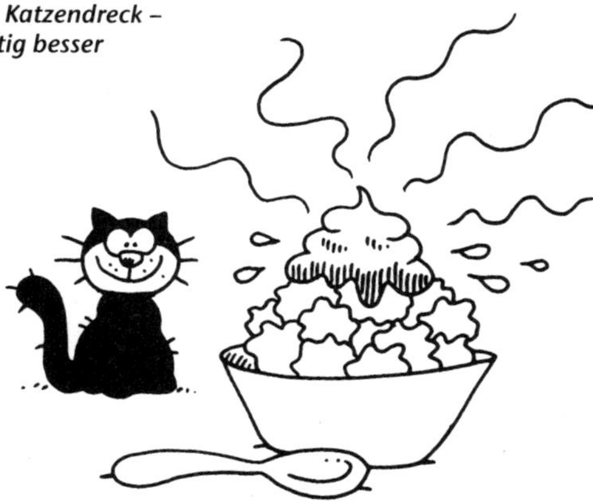

ein Zeichen verstanden werden, sich mit den Veränderungen auseinanderzusetzen.

Immer ist die Frau erst einmal allein, mit ihren Ängsten und Hoffnungen, mit den Veränderungen ihres Leibes, mit den Anforderungen, die absehbar sind, und den Ahnungen, daß alles noch viel dicker kommen könnte. Statt Kritik und Mäkelei darf jede Schwangere Zuspruch erhoffen. Und Unterstützung. Und Hilfe. Und Freude. Das Wissen um die Schwangerschaft ist das eine. Die Schwangerschaft zu spüren, Kontakt zu bekommen zu dem Leben, das unsichtbar für alle, fühlbar nur allein für die werdende Mutter in ihrem Leib entsteht, ist der entscheidende Moment, von dem an sich manche Zweifel, Befürchtungen und Stimmungsschwankungen durch die Bindung an das Ungeborene auflösen.

Die Geschwister

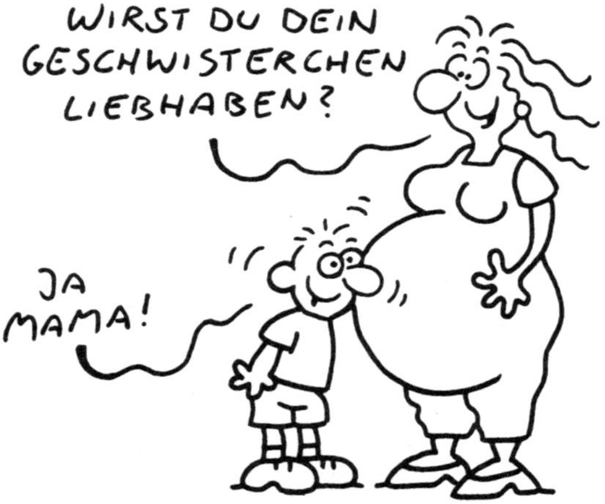

Eine Schwangerschaft ist immer die erste. Ein Kind ist immer das erste. Eine zweite und alle weiteren Schwangerschaften sind eine Wiederholung der ersten mit leichten Abweichungen. Die nachgeborenen Kinder aber werden ihren Platz in der Gruppe, in die sie hineingeboren werden, erst finden müssen. Das kostet die Nachgeborenen anfangs weniger Kraft als die älteren Geschwister. Mit Beginn der Schwangerschaft spüren sie unmittelbar, daß von nun an Zuwendung und Aufmerksamkeit weiter geteilt werden, daß die bislang wie kleine Prinzessinnen oder Prinzen behandelten Erstgeborenen ihrer Privilegien verlustig gehen. Manche reagieren darauf mit Trotz und Rückzug, Eifersucht und Klammern. Manche geben sich alle Mühe, wieder ins Babyalter zurückzufallen, auf allen Vieren zu krabbeln, ins Bett zu nässen und eine Ungeschicklichkeit an den Tag zu legen, die sie längst überwunden hatten.

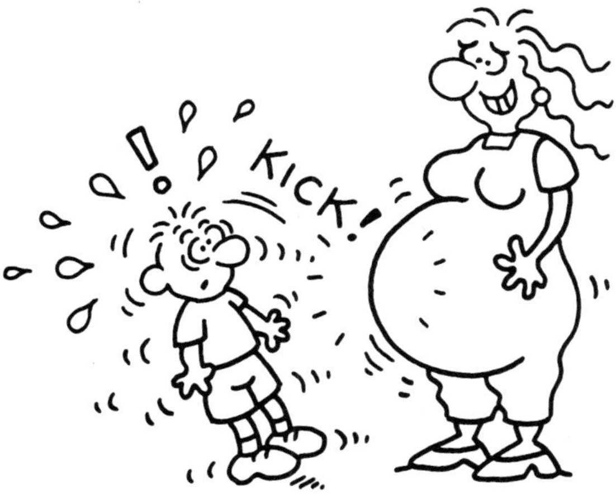

Sich über solche Kleinkindereien zu empören, isoliert das Kind nur noch mehr, potenziert Trotz und Eifersucht in bislang ungeahnte Höhen. Die Zustimmung heischende Frage „Du freust dich doch auch auf dein Schwesterchen?“ ist da nur der hilflose Versuch, ein Stillhalteabkommen zu erzwingen in einem Moment, wo der Gefühlskrieg im Kind schon tobt. Besser und richtiger ist es, das Erstgeborene sanft begleitend in die größer werdende Selbständigkeit zu führen, ihm ohne Druck Verantwortung für sich selbst und auch für die Gruppe, in der es lebt, zu übertragen. Plötzlich nur noch brave Kinder sind allerdings überhaupt kein gutes Zeichen: Sie buhlen so um Aufmerksamkeit und Zuwendung. Sie wollen belohnt werden und fürchten zugleich eine Bestrafung. Sie fühlen sich rechtlos. Aber gerade Rechte sind ihnen einzuräumen. Die Pflichten, die grausamen, dürfen sie viel später kennenlernen.

Die Geburtsvorbereitung

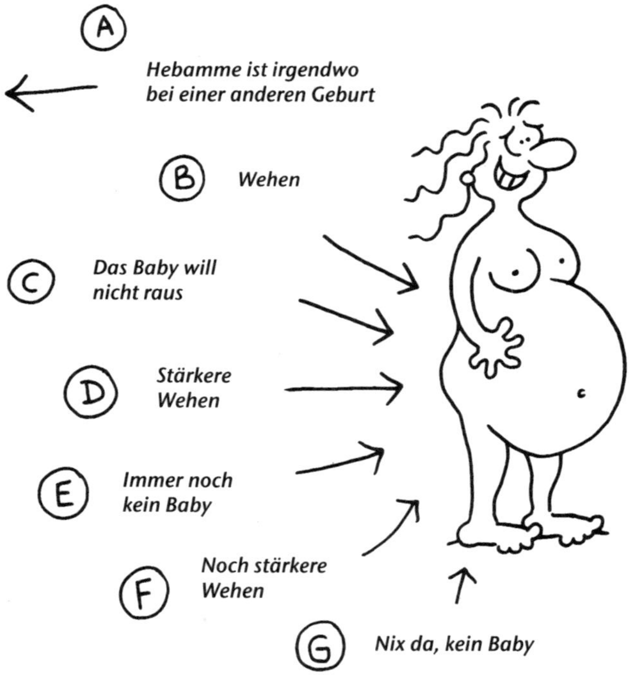

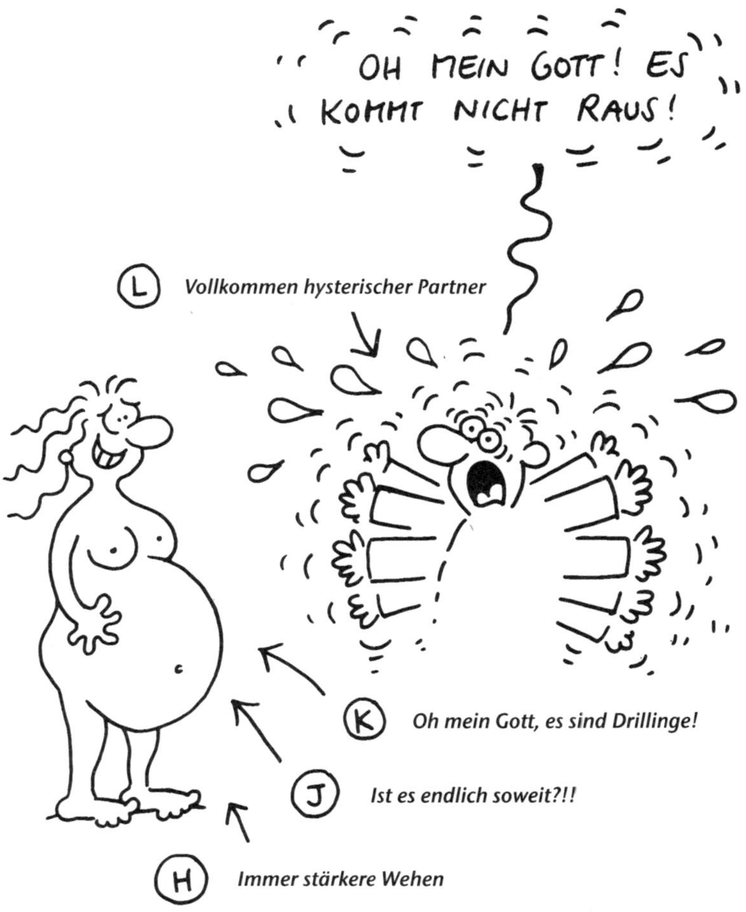
OH MEIN GOTT! ES KOMMT NICHT RAUS!
L Vollkommen hysterischer Partner
K Oh mein Gott, es sind Drillinge!
J Ist es endlich soweit?!!
H Immer stärkere Wehen

Der panische Partner

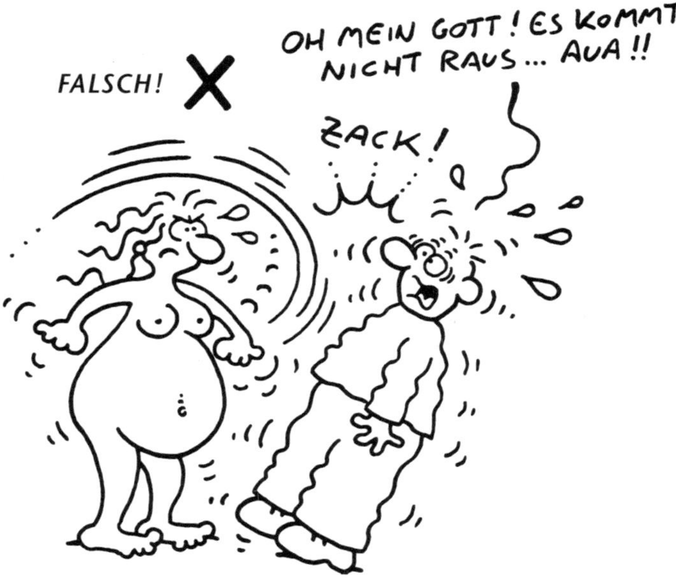

Der schwangere Mann, der am liebsten, wenn es sich nur irgendwie machen ließe, werdende Mutter wäre, neigt nicht selten zu Überreaktionen. Er vergißt in solchen Momenten, daß Schwangerschaft 1. keine Krankheit ist und 2. bei Männern eher gar nicht vorkommt. Er kann zwar vieles über Schwangerschaft wissen, aber fehlen wird ihm immer die Sensation eines Körpers im Körper. Diesen Mangel an Materie wird er versuchen, durch Wissen auszugleichen bis hin zu dem Moment, da die Geburt dann tatsächlich bei der Frau und nicht bei ihm stattfindet.

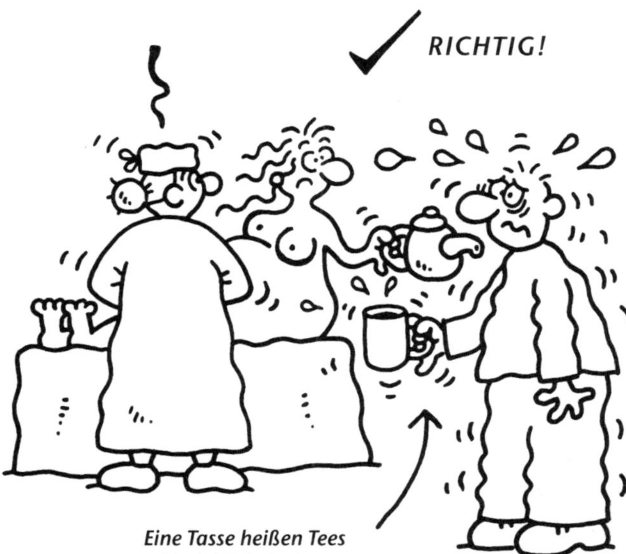

Eine Tasse heißen Tees mit reichlich Zucker

Legende sind die Geschichten, daß Männer tapfer während der Geburt mithalten, um dann plötzlich einszweidrei wegzuklappen und die Aufmerksamkeit der Hebamme, der Ärzte und der gerade werdenden Mutter auf sich zu lenken. Schlimmer aber ist es, wenn sie anfangen zu paniken, die Kompetenz der Fachkräfte bezweifeln, die Gebärende anfeuern, als handele es sich um ein Pferderennen, ungeduldig sind, Katastrophen ankündigen, ohne zu ahnen, daß sie selbst die Katastrophe sind, die tatsächlich eingetreten ist. Dagegen hilft: erst ruhig Blut und dann die rote Karte.

Die Geburtsart

So spontan und lustvoll eine Empfängnis sein kann, so genau überlegt und abgewogen will alles sein, was direkt mit der Geburt zusammenhängt. Obwohl sich auch heute noch die meisten Frauen für eine Entbindung in einer Klinik entscheiden, weil nur dort alle medizinischen Angebote unmittelbar bereitstehen, werden andere Geburtsorte mehr und mehr zumindest in Erwägung gezogen, weil Kliniken selten jene Intimität garantieren können, die sich die Gebärende wünscht. Alternativen zu Kliniken sind neben den Geburtshäusern, die es nur in größeren Städten gibt, ambulante Geburten in Geburtskliniken und Arztpraxen. Die Verweildauer ist hier bei komplikationslosen Entbindungen stark reduziert. Bereits wenige Stunden nach der Geburt kehren Mutter und Kind nach Hause zurück. Die Betreuung im Wochenbett liegt dann in den Händen und der Verantwortung einer Hebamme. Noch selten, aber immer öfter gebären Frauen Kinder in der heimischen Umgebung inmitten und mit Unterstützung der Familie und der Freundinnen und Freunde. Den Vorteilen dieser Nähe zu allen Lieben steht bei ambulanten Geburten und Hausgeburten entgegen, daß die Mutter nach der Geburt kaum die Ruhe findet, wie sie in einer Klinik immerhin für einige wenige Tage garantiert ist.

Nicht minder bedeutsam als die Wahl des Geburtsortes ist die Art der Geburt – natürlich, sanft oder gewaltfrei – und die Wahl der Geburtsstellung. Unumstritten ist heute, daß die Rükkenlage, die lange als einzig mögliche Stellung angesehen wurde, für die Gebärende die ungünstigste überhaupt, für die Hebammen und Ärztinnen wie Ärzte allerdings die bequemste ist. Alleiniges Kriterium für die Wahl der Geburtsstellung: Frau muß sich wohlfühlen.

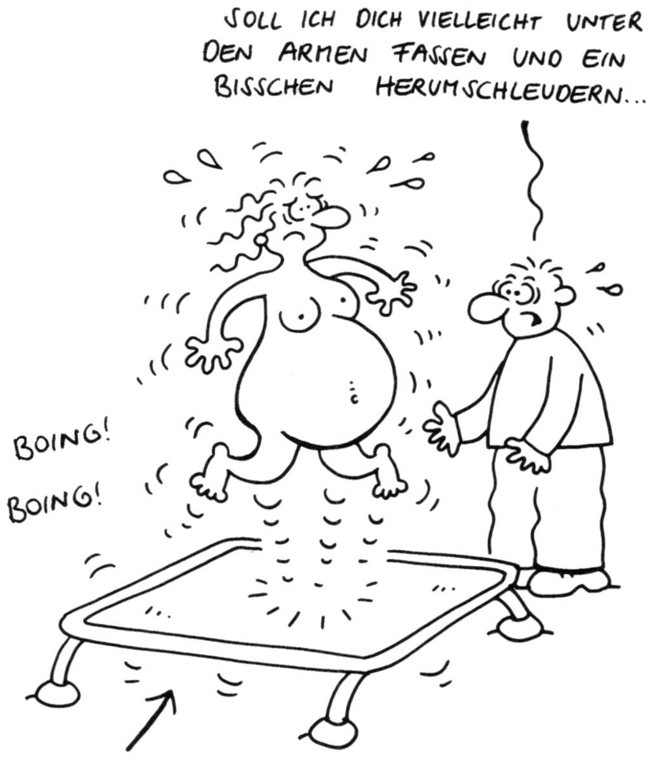
SOLL ICH DICH VIELLEICHT UNTER DEN ARMEN FASSEN UND EIN BISSCHEN HERUMSCHLEUDERN...
BOING!
BOING!

Sie können Ihr Kind auf die unterschiedlichsten Weisen zur Welt bringen. Entscheiden Sie rechtzeitig, welche Methode Ihnen am angenehmsten erscheint:
A) Natürliche Geburt, ohne Medikamente; B) Nur ein bißchen Lachgas und Sauerstoff;
C) »Knallt mich voll mit Valium, ihr Idioten!«

Sie können auch zwischen unterschiedlichen Geburtshaltungen wählen, als da wären:
A) Auf dem Rücken liegend;
B) Auf allen Vieren kniend;
C) Im warmen Wasser liegend;
oder, als letzte Rettung:
D) Auf einem Trampolin auf und ab springend und dabei kreischend: »Komm endlich raus!«

Geburtsvorbereitungskurse

Geburtsvorbereitungskurse, Geburtshilfebücher und Geburtsvideos sind wunderbar geeignet, Sie und Ihren Partner auf den großen Augenblick vorzubereiten. Es gibt da allerdings ein paar Dinge, die Sie auf diese Weise nicht lernen werden, die Sie jedoch unbedingt wissen und regelmäßig zu Hause üben sollten, damit Sie am großen Tag fit sind:

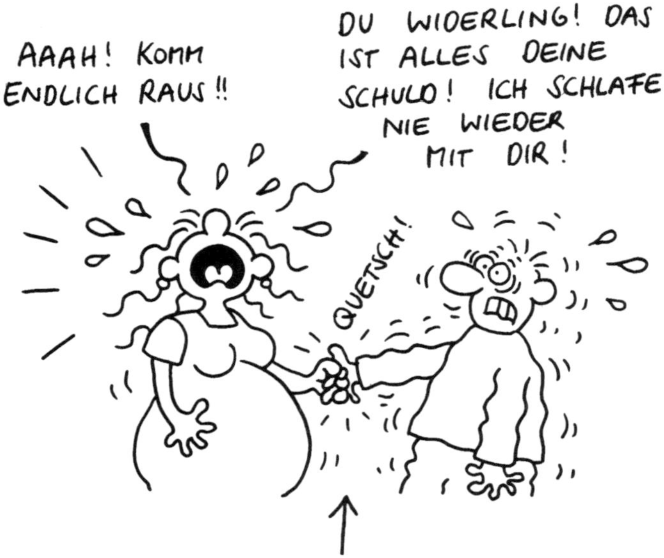
AAAH! KOMM ENDLICH RAUS!!
DU WIDERLING! DAS IST ALLES DEINE SCHULD! ICH SCHLAFE NIE WIEDER MIT DIR!
QUETSCH!

Ausdauerndes Training in den Monaten vor der Geburt wird Ihre Handmuskulatur kräftigen und Ihnen in den Stunden der Geburt ungeheure Kräfte verleihen, die Sie an Ihrem Partner auslassen können. (Vergessen Sie auch nicht, Ihre Nägel in den Wochen vor der Geburt schön lang wachsen zu lassen!)
Auch das Fluchen und Kreischen sollten Sie in den Wochen vor der Geburt ausreichend trainieren, damit Ihnen die Worte im Moment des Horrors flüssig von den Lippen gehen.

Eine Geburt ist kein sportlicher Wettkampf. Hier geht es nicht um Sekunden, Weiten und Höhen, nicht um Dreisatz- oder Punktsiege und schon gar nicht um Golden Goals in der Verlängerung. Aber es geht um Kraft und Entspannung zugleich, um das Ein- und Ausatmen, um Gelassenheit aus Gewißheit und Stärke. Nach wem auch immer die unterschiedlichen Methoden der Geburtsvorbereitung benannt sind – Read, Lamaze, Zilgrei, Odent oder Leboyer –, sie haben alle nur noch wenig mit dem zu tun, was früher Schwangerschaftsgymnastik hieß. Ihnen allen ist gemein, daß im Mittelpunkt die praktische Einübung der Geburt steht, daß Atemtechniken, Körperhaltungen, Bewegungsabläufe und Bewegungsrhythmen gelernt werden können, um so Komplikationen durch Verkrampfungen während des Geburtsvorganges auf ein Minimum zu reduzieren. Körperlich und mental gut vorbereitete Frauen entbinden leichter und auch schneller als Frauen, die ihren besonderen Umständen allein dadurch zu genügen meinen, daß sie den Konsum von Zigaretten und anderen weichen Drogen ein wenig reduzieren.

Die Güte eines Kurses zur Vorbereitung auf die Geburt läßt sich weniger an der Qualität der Bodenmatten ablesen als an der Größe der Gruppen. Nützlich sind kleine, übersichtliche Gruppen, in denen sich immer wieder dieselben Frauen (und gegebenenfalls Männer) treffen. Nur so entsteht jene Vertrautheit untereinander, die es ermöglicht, auch über intimere Dinge zu sprechen als über besonders preiswerte Angebote von Stillbüstenhaltern. Entsprechende Kurse werden von Familienzentren, Beratungsstellen und Entbindungskliniken angeboten. Gemeinhin übernehmen die Krankenkassen die Kosten von bis zu 100 DM für die Kurse. Werdende Väter und andere Männer haben ihre Kosten selbst zu tragen.

Im Krankenhaus

Warum eine Geburt spannender ist als jede Bescherung zu Weihnachten? Weihnachten findet immer am gleichen Tag statt, aber Kinder kommen nie pünktlich zur Welt. Der vorhergesagte oder gar vorausberechnete Tag der Geburt ist eine Rechnung mit zu vielen Unbekannten, als daß die Prognose immer richtig sein könnte. Manche Kinder kommen ein bißchen früher, manche kommen ein bißchen später, aber nie kommt ein Kind nie.

Wenn dann der Moment erreicht ist, in dem die Wehen einsetzen, die sich deutlich unterscheiden von den während der letzten Schwangerschaftswochen auftretenden Kontraktionen, wenn dann gut fühlbar ist, daß sich der Uterus in regelmäßigen Abständen rhythmisch zusammenzieht, wenn die Wehen länger als 30 Sekunden dauern und auch ein heißes Bad die Wehen nicht mindert – Vorwehen hören dagegen im warmen Wasser auf –, dann ist der Zeitpunkt erreicht, nicht erst den Koffer zu packen mit allem, was zum Geburtsort mitzunehmen ist, sondern sich den fertig gepackten Koffer zu schnappen und sich schnell auf den Weg zu machen oder aber, so die Geburt zu Hause stattfinden soll, die Hebamme zu rufen. Denn jetzt geht es los. Die Rollen und die Aufgaben sind verteilt: Hauptperson und Bestimmerin ist die Gebärende, Hebammen, Ärztinnen oder Ärzte sind die Fachkräfte, und alle anderen, ob nun werdende Väter, Freundinnen oder Freunde, haben sich mit der Rolle der dienstbaren Geister abzufinden. Sie haben nicht im Weg zu stehen, aber immer da zu sein, weil ihre Anwesenheit der Frau Sicherheit und Stärke geben kann, allein schon dadurch, daß sie sich anlehnen kann, daß sie gestreichelt und gehalten, unterstützt und liebkost wird in einer Weise, die ihr vertraut ist.

Heutzutage empfinden wir es als selbstverständlich und überaus wichtig, daß der Vater die Erfahrung der Geburt mit der Mutter teilt, und werdende Väter sind in aller Regel in den Kreißsälen willkommen.

Und natürlich fühlt Ihr liebevoller Partner mit Ihnen, wenn er Sie die ungeheuren Schmerzen der Geburt erleiden sieht.

Wenn Sie aber sichergehen wollen, daß Ihr Partner wirklich alle Freuden des Gebärens, das ganze Wunder der Geburt ebenso fühlt wie Sie (und warum sollte er nicht?), empfehlen wir Ihnen ein paar simple Maßnahmen, bevor Sie in die Klinik fahren:

(B) Geben Sie ihm eine sehr hohe Dosis Abführmittel

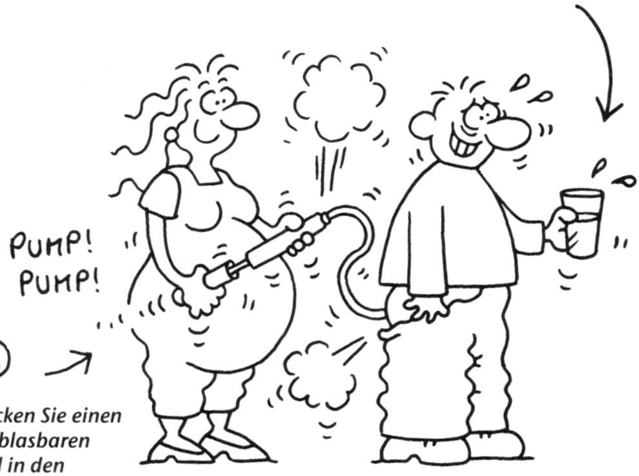

(A) Stecken Sie einen aufblasbaren Ball in den Hintern Ihres Partners und pumpen Sie ihn auf

(C) Und dann schnell in die Klinik, wo Sie allerdings zwei Betten reservieren sollten!

Anschaffungen

Es ist unabdingbar, daß Sie alle Babysachen rechtzeitig einkaufen, denn später kommen Sie nicht mehr dazu. Dafür brauchen Sie:

A) Ein sehr sehr großes Stück Papier für die Einkaufsliste
B) Einen Miet-LKW, um das ganze Zeug nach Hause zu bringen
C) Einen Gabelstapler, um es einzulagern
D) Einen sehr mitfühlenden Bankangestellten, der Ihnen einen günstigen Anschaffungskredit gewährt (sehr zu empfehlen sind Bankangestellte, die gerade selbst Vater geworden sind – achten Sie auf die typischen Anzeichen)

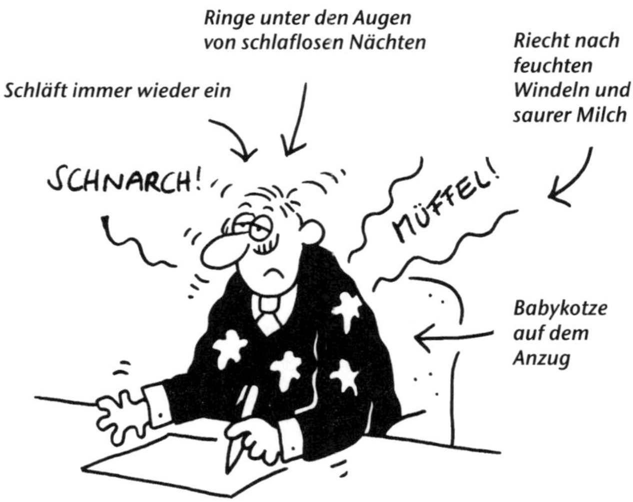
Ringe unter den Augen von schlaflosen Nächten
Riecht nach feuchten Windeln und saurer Milch
Schläft immer wieder ein
SCHNARCH!
MÜFFEL!
Babykotze auf dem Anzug

Woran man einen mitfühlenden Bankangestellten erkennt

Kinder kosten. Auch Geld. Deshalb will von Beginn an sorgsam überlegt sein, was anzuschaffen ist für den Neuankömmling. Diese Anschaffungen sind keine Liebesbeweise. Sie sind Notwendigkeiten. Windeln – aber welche? – müssen ebenso sein wie Hemden, Jacken, Strampelanzüge und wärmende Oberbekleidung für ein Sommerbaby bzw. sehr wärmende für ein Winterkind. Ein Wickelplatz – ob Kommode oder eine tiefes Regalbrett, hängt vom Geldbeutel ab – und eine Baby-Wanne, eine Schlafstelle samt Matratze, Schlafsack und/oder Decke, Bettücher und Bezüge. Und dann ein Kinderwagen – mit oder ohne integrierter Tragetasche, aber auf jeden Fall mit einer planen Liegefläche und großen Rädern, die das Kind weniger rütteln und auch in eher sandigem Untergrund nicht gleich versacken. Und vielleicht ein Tragetuch oder -sack oder -beutel oder -gurt, aber nie ohne Kopfstütze. Man muß nicht gleich ein größeres Auto kaufen, aber sich schon einen Kopf machen, wohin mit dem Kind und dem Kinderwagen im Auto. Vieles wird man geschenkt bekommen – der Wettkampf der frisch gebackenen Großeltern zeitigt da ganz erstaunliche Ergebnisse. Vor allem an Spielzeug wird es nicht mangeln. Unnützen Tand nehme man zwar freundlich in Empfang, aber werfe ihn schnellstens entschlossen weg, damit nicht eines zu frühen Tages ein Kinderzimmer nur deshalb her muß, weil man nicht mehr weiß, wo das alles zu lagern ist.

Und schließlich gehört zu den Erstanschaffungen mindestens auch ein neues Kleid für die Mutter, damit sie nicht vor dem Kleiderschrank steht und klagt: „Ich habe nichts anzuziehen“. Hat sie nämlich tatsächlich nicht. Denn alles, was sie vor der Schwangerschaft trug, scheint auf wundersame Weise geschrumpft.

Amtliches

Vater werden, so der Volksmund, ist nicht schwer, Vater sein dagegen sehr. Ob dieses immer wieder und wieder kolportierten Gejammers verzichten immer mehr Frauen nicht nur auf den Trauschein, sondern auch auf den Vater. Doch so oder so, mit Trauschein und Ehemann oder ohne Trauschein, und selbst ohne Vater, bleibt es den werdenden Müttern nicht erspart, sich auch um all die Papiere, all die An- und Abmeldefristen zu kümmern, mit denen sie zu ihrem Recht und dem ihres Kindes kommen.

Das erste Mal wird frau offiziell als werdende Mutter erfaßt mit dem Mutterpaß, den sie von der Ärztin oder dem Arzt erhält und in den künftig alles eingetragen wird, was für den Verlauf der Schwangerschaft bedeutsam ist – leider bedienen sich die meisten Ärztinnen und Ärzte dabei immer noch einer durch Abkürzungen ziemlich kryptischen Fachsprache, die vermuten läßt, daß sie von anderen nicht verstanden werden soll.

Fragen und Nachfragen wird von nun an mit zu den Tätigkeiten der Schwangeren gehören. Denn sie muß alles wissen. Schließlich geht es um sie und um das Kind.

Rechtzeitig ist dem Arbeitgeber die Schwangerschaft mitzuteilen, damit nicht nur Mutterschutzurlaub gewährt, der Kündigungsschutz ausgeweitet, sondern auch der Arbeitsplatz gemäß den rechtlichen Vorgaben gestaltet wird. Zu erfragen ist bei Banken und Sparkassen, ob es besondere Kleinkredite gibt für die anstehenden Anschaffungen – wenn beispielsweise Zwillinge im Anmarsch sind, dann reicht plötzlich der Raum an allen Ecken und Enden nicht mehr: in der Wohnung, im Auto und auch im Kühlschrank, weil dort, wo bisher immer das Bier stand, künftig ein ganze Batterie Milchflaschen stehen wird.

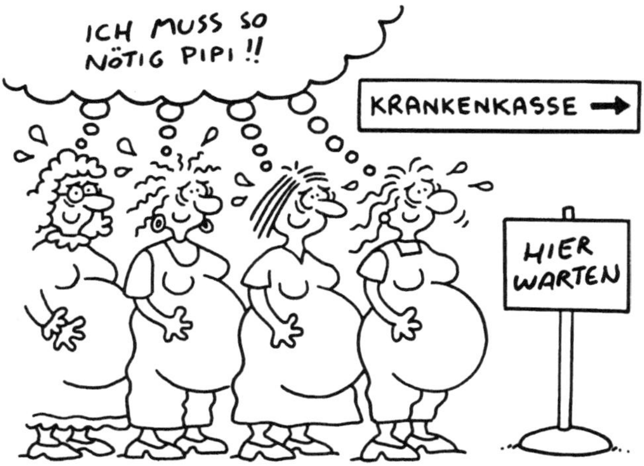

Geht es zur Geburt ins Krankenhaus, dann gehören ins Gepäck: Mutterpaß, Personalausweis, Heiratsurkunde oder Stammbuch – mindestens aber die Geburtsurkunde –, der ärztliche Einweisungsschein und der Kostenübernahmeschein der Krankenkasse. Wenn die Rufnummer für die Krankenbeförderung auch noch parat liegt, ist es gut so. Um so besser, wenn man sie nicht braucht.

Nach der Geburt muß das Kind auf dem Standesamt (das im Krankenhaus meist eine Filiale unterhält) angemeldet werden. Dabei muß der Familienname feststehen, mit dem Vornamen kann man sich noch Zeit lassen. Es gilt die Lohnsteuerkarte(n) zu ändern, abzuchecken, ob das Kind krankenversichert ist, Anträge auf Erziehungsgeld und Kindergeld zu stellen und auch dem Arbeitgeber Mitteilung zu machen von der Geburt, denn häufig steigt dadurch die Zahl der Urlaubstage.

Kinderzimmer

Es gehört zu den goßen Mythen um das Leben Neugeborener, daß sie, kaum zur Welt gekommen, sofort in ein eigenes Zimmer zu ziehen haben mit einem eigenem Bett, einem eigenen Schrank, einer eigenen Spielecke, einem Haufen Spielzeug und vielen so fröhlichen wie bunten Mustern an Tapeten, Vorhängen, Gardinen und auf Teppichen. Das mag den Erwachsenen gefallen, dem Neugeborenen ist es allerdings ziemlich schnuppe. Alles, was es braucht, ist ein Bett und möglichst nicht zu viel Ruhe, wenn damit verbunden sein soll, daß es allein in seinem Bett liegt in einem Zimmer, dessen Tür immer nur ganz vorsichtig auf- und zugemacht wird. Das Bett aber muß sein. Nur was für eines? Eine Wiege, vielleicht gar aus Korb, in der schon die jetzt frische Mutter als Neugeborenes sanft in den Schlaf geschaukelt wurde? Oder ein üppig mit Stoff verzierter bzw. von einem Stoffhimmel überwölbter Stubenwagen? Oder gleich ein Gitterbett, in dem das Kind die nächsten Jahre schlafen wird, das sich dem Wachstum des Kindes durch schnelle Veränderungen anpassen läßt? Wiege wie Stubenwagen werden dem Neugeborenen bestenfalls die ersten fünf Monate Schlafstätte sein können, dann sind Kinder diesen Nestern entwachsen, die zwar hübsch anzuschauen sind, aber dem Kind keinen Ausblick bieten. Wichtiger als die Art des Bettes ist der Standort. Vielleicht nicht gerade in der Mitte des Lebens, aber nur so weit am Rande, daß es teilhaben kann am Leben, daß es jene hören und sehen kann, mit denen es lebt, daß es die Nähe, Wärme und Zärtlichkeit immer spürt, in die es jetzt eingebettet ist. Dazu gehören Berührungen ebenso wie Geräusche. Die ist das Kind gewohnt. Schließlich hat es hier schon gewohnt, ehe es dann tatsächlich zur Welt kam.

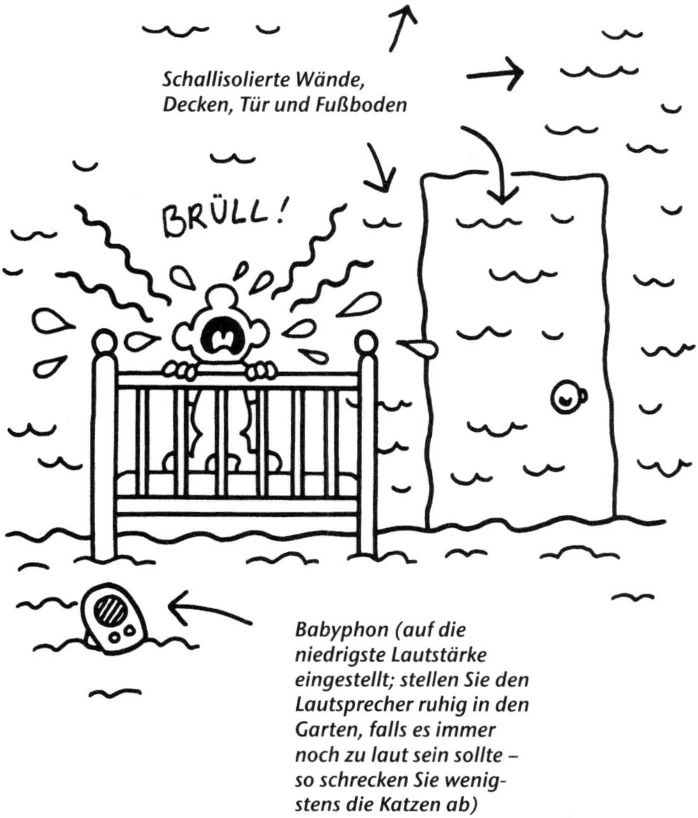
Schallisolierte Wände,
Decken, Tür und Fußboden
BRÜLL!
Babyphon (auf die niedrigste Lautstärke eingestellt; stellen Sie den Lautsprecher ruhig in den Garten, falls es immer noch zu laut sein sollte – so schrecken Sie wenigstens die Katzen ab)

Babypflege üben

In den Geburtsvorbereitungskursen, an denen Sie ja sicherlich teilnehmen, gibt man Ihnen häufig Gelegenheit, mit einer Baby-Puppe die wichtigsten Handgriffe zu üben.
Wenn Sie aber wirklich auf das vorbereitet sein wollen, was Ihnen blüht, empfehlen wir dringend den Kauf einer »Original-Lebensecht-Baby-Puppe« (Patent angemeldet), da nur sie über die technischen Voraussetzungen verfügt, naturgetreues Baby-Verhalten zu simulieren.

Manuell einstellbare Mund-Saugventile für lebensechte Still-Übungen: stufenlos verstellbar von »Leichtes Zutzeln« bis »Oh Gott, es beißt mir die Nippel ab!«

Lebensechte Fütterungs-Pumpe: ermöglicht den automatischen Rückstoß von ca. zwei Dritteln aller zu sich genommenen Flüssigkeiten (Milch, Brei usw.); die hochsensible Sensor-Automatik erkennt, ob Sie gerade Ihren neuen Anzug oder das schicke schwarze Kostüm anhaben, und dosiert die entsprechende Ausspuck-Menge stufenlos von »Feines Sprühen« bis zu »Klebrige Brocken«.

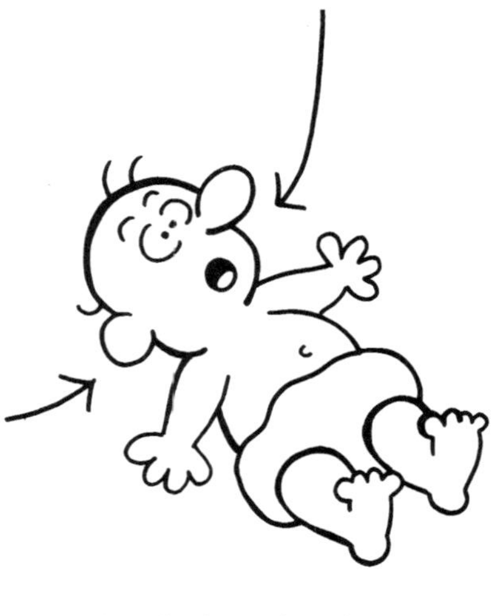

»Original-Lebensecht-Baby-Puppe« (Patent angemeldet)

Lebensechter Säuglings-Plärr-Effekt: 100-Dezibel-Luftalarm-Sirene schaltet alle 30 Sekunden auf Dauerton bzw. auf kurzintervallige Heultonfanfare, sobald Sie die Puppe länger als 2 Sekunden hinlegen.

Lebensechter Baby-Pinkeleffekt: Verbinden Sie den Wasserhahn mit der Babywindel und lassen Sie einfach das Wasser laufen.

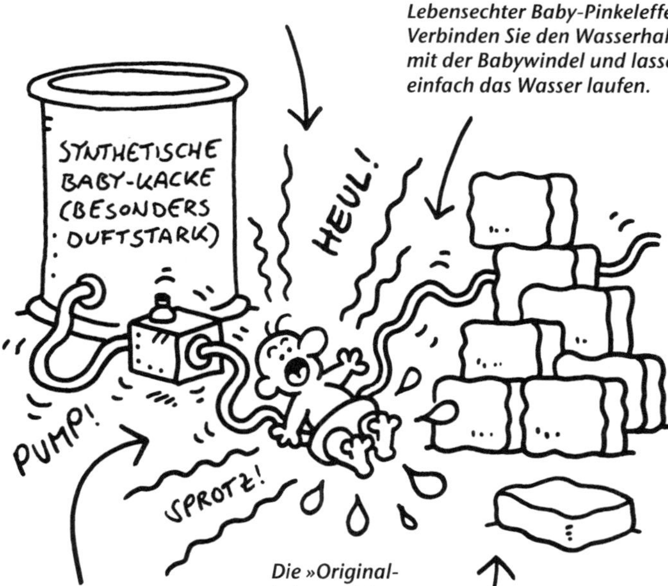

Die »Original-Lebensecht-Baby-Puppe« (Patent angemeldet)

Lebensechter Baby-Kackeffekt: Automatischer Timer pumpt große Mengen synthetischer Baby-Kacke (übelriechendes, gelb-grünlich-braunes Zeug von schleimig-weicher Konsistenz) in die Windeln.

500 Windeln, um das Windelnwechseln zu erlernen (reichen maximal zwei bis drei Tage)

Schlaflose Nächte kennenlernen

Es ist stark zu empfehlen, daß Sie sich schrittweise an den Schlafentzug gewöhnen, damit sich Ihr Nervensystem an den veränderten Schlafrhythmus anpassen kann und so der Schock, den Sie auf jeden Fall erleiden werden, sobald Ihr Baby auf der Welt ist, ein klein wenig gemildert wird.

Gehen Sie dabei zuerst vorsichtig vor und stellen Sie Ihren Wecker auf ein oder zwei Weckzeiten mitten in der Nacht und am frühen Morgen. Erhöhen Sie dann die Weckdosis schrittweise, bis Ihr Schlaf einmal pro Stunde vom durchdringenden Weckerläuten unterbrochen wird. So kommen Sie ganz allmählich in den richtigen Rhythmus, der Ihr Leben in den nächsten Jahren beherrschen wird.

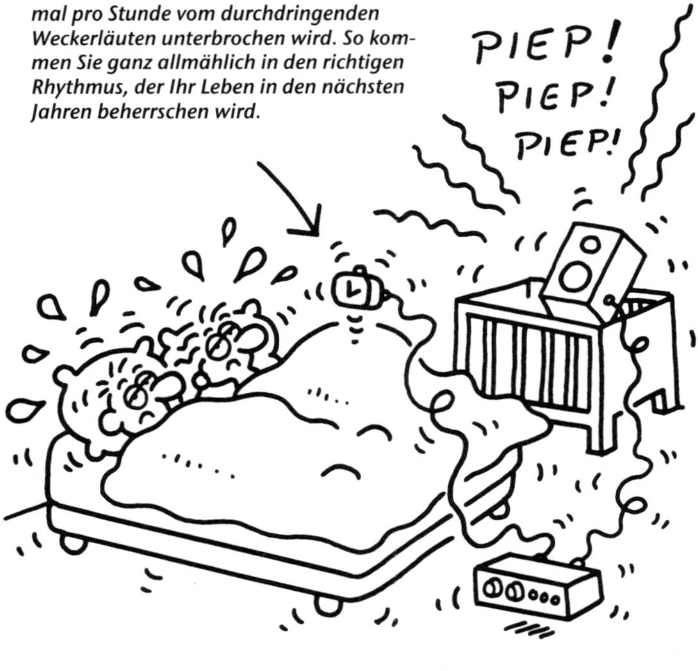

Wecker mit Verstärker verbinden, um den authentischen Lärmpegel eines Babys zu simulieren.

Gewöhnung an spezielle Gerüche

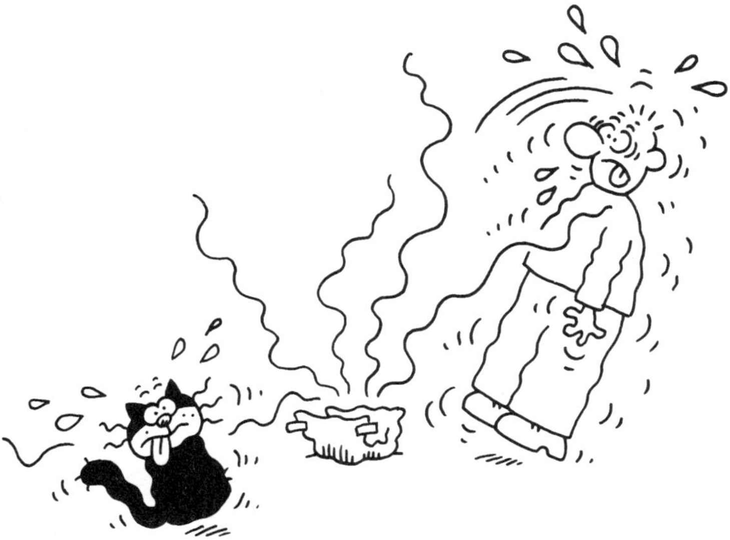

Wenn Sie nicht von den Gerüchen, die Ihr neues Baby im Haus verbreitet, schockhaft überwältigt werden wollen, sollten Sie sich auch auf diese neuartige Belastung Ihres Alltags vorbereiten.
Bereits während der Schwangerschaft empfiehlt es sich, gebrauchte Windeln (mit möglichst frischen Ingredienzien) – am besten von irgendeinem Baby in der Nachbarschaft – zu beziehen. Die Eltern werden Ihnen dankbar sein.
Lassen Sie die gebrauchten Windeln ruhig ein paar Tage in einem Mülleimer reifen, und verteilen Sie sie dann überall in Ihrer Wohnung, damit Ihr einst frisch duftendes Heim umgehend die typische »Oh Gott, hier riecht's nach Baby-Kacke«-Atmosphäre erhält.
Besonders für werdende Väter ist es eminent wichtig, sich schrittweise zu akklimatisieren, da sie in der Regel sehr empfindlich auf die intensiven Düfte reagieren und nur bei sorgfältig durchgeführter Gewöhnung auf das spätere Tragen von Gasmasken verzichten können.

Gewöhnung an den Baby-Schmodder

Sorry, aber Sie werden es akzeptieren müssen, daß alles (d. h. Möbel, Tapeten, Teppiche, Wände, Haustiere usw.) in Ihrer früher so hübschen, sauberen und aufgeräumten Wohnung nach Ankunft Ihres Babys umgehend mit einem schmoddrigen Film überzogen sein wird (säuerliche Milch, Baby-Brei, Baby-Kotze usw.).
Wenn Sie also bisher penibel auf Sauberkeit geachtet haben, empfiehlt es sich, daß Sie selbst die Wohnung (vor der Geburt Ihres Babys!) gründlich einsauen, so daß Sie sich an den Zustand gewöhnt haben und gelassen reagieren, wenn Ihr süßes Baby selbst in Aktion tritt.
Wenn Sie stolze Heimwerker und Freunde von »Schöner Wohnen« sein sollten, reden Sie sich einfach ein, so eine Baby-Dekoration sei der letzte Schrei. Im übrigen kann man mit verspritztem Spinat- oder Karottenbrei hochinteressante Muster auf langweilige weiße Wände zaubern.

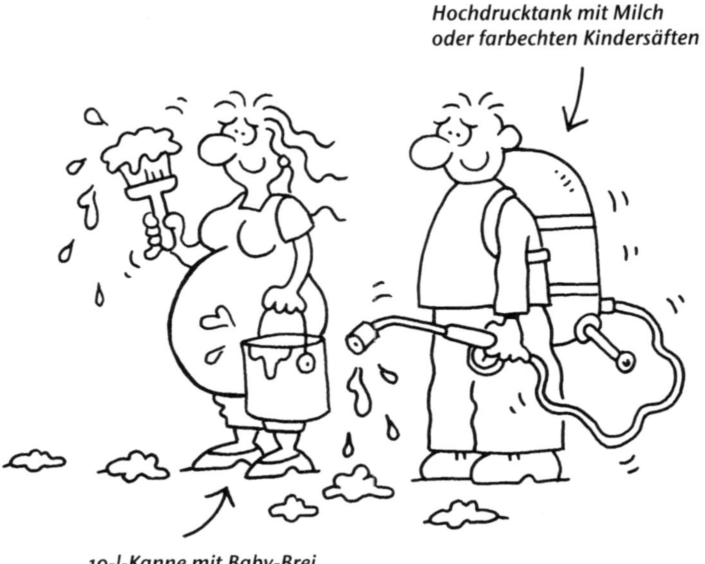

Einarmige Haushaltsführung

Diese unentbehrliche Fähigkeit sollten Sie unbedingt erlernen, bevor Sie Ihr Baby bekommen. Monat für Monat werden Sie Ihr Baby künftig auf dem Arm herumtragen müssen, und was immer Sie auch tun, Sie können es nur mit einem Arm bzw. einer Hand machen; selbst simpelste Tätigkeiten wie das Hinternabwischen werden so zu einem akrobatischen Akt.

Ein Kartoffelsack ist das geeignetste Trainingsgerät, da er genau das Gewicht eines Neugeborenen hat. Allerdings zappelt er nicht so rum (weshalb, ehrlich gesagt, natürlich ein Sack voller Frettchen am besten für das vorbereitende Training wäre!). Was das jetzt soll, fragen Sie?! Ob man das Baby nicht mal für 'ne Minute hinlegen kann, fragen Sie?!? Hahahaha, das ist ja zu witzig! Hihihi! Der ist gut!!! Aufhören, aufhören – ich lach' mich tot!

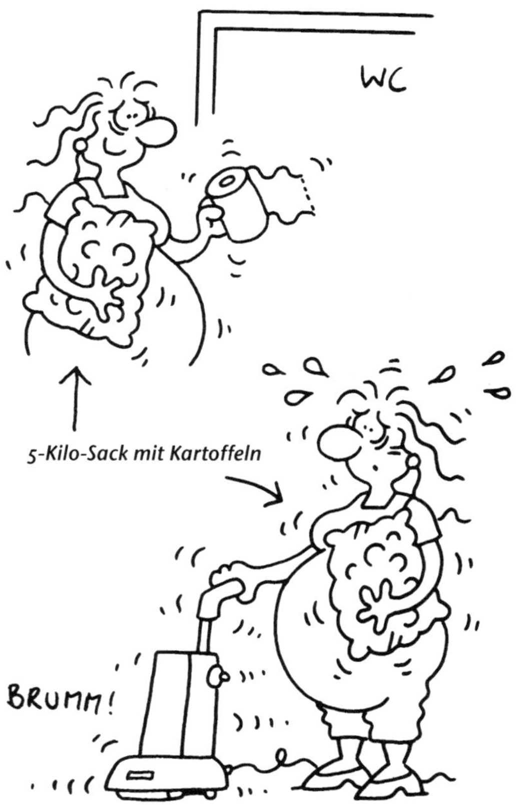

Gewöhnung an die Abende daheim

Sie sollten sich am besten auch ans Daheimbleiben gewöhnen – je eher, desto besser. Beginnen Sie damit, sich immer seltener mit Freunden zu treffen, gehen Sie nicht mehr in die Kneipe um die Ecke, sagen Sie immer häufiger Einladungen zu Partys, Geschäftsessen, Betriebsfeiern usw. ab, vergessen Sie Kino, Oper und Theater, gewöhnen Sie sich daran, daß Sie Restaurants nur noch von außen sehen, und verbannen Sie jeden Gedanken an irgendwelche schönen Urlaube oder womöglich gar Flugreisen in den sonnigen Süden aus Ihrer Phantasie (mit dem Baby im Flugzeug zu reisen ist ein Horrorerlebnis, das Sie sich auf keinen Fall antun sollten!).

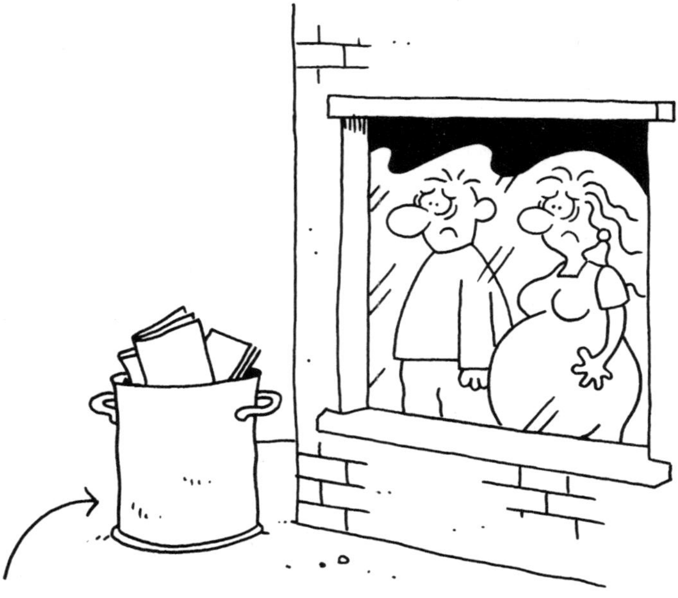

Ab in den Müll mit Veranstaltungskalendern, Kinoprogrammen, Ferienprospekten usw.!

Die Geburtsanzeige

Wenn es überhaupt eine alltägliche Sensation gibt, dann die: Ein Kind ist geboren. Alle wissen schon immer alles – wie es entsteht, wie es wächst, wie es zur Welt kommt –, aber dennoch war, ist und wird es immer ein unerhörtes Ereignis bleiben: Ein Kind ist geboren. Selbst denen, die eingeweiht waren von Beginn an, die die Schwangere begleitet und unterstützt haben, die bei der Geburt zugegen waren, der Gebärenden die Hand gehalten, den Schweiß von der Stirn gewischt, sie umarmt und gestreichelt haben, selbst sie werden die Geburt, diesen gewaltigen Kraftakt der Frauen, immer wieder als einmalig und unvergleichlich empfinden. Sie werden sich freuen und zugleich weinen ob ihres Glücks, dabeigewesen zu sein, und sie werden es mindestens der ganzen Welt sagen wollen: Ein Kind ist geboren. Ihr Kind ist geboren. Es geht ihm gut. Sie ist müde. Es hat eine Faust gemacht. Ja, sie schläft jetzt. Es hat ein Auge aufgemacht. Ich habe gesehen, wie es mich ansieht.

Aber wie teilt man all das mindestens der ganzen Welt mit? Schreien? Zu groß die Welt, zu schwach die Stimme! Schreiben? Zu viele müssen es jetzt sofort wissen! Telefonieren? Zu aufgeregt, um allen wieder Gleiches zu erzählen!

Einfache Karten also. Ein Foto. Ein Name. Ein Geburtsdatum. Eine Information: „Ich bin da" oder „Rechnet mit mir, aber zählt noch nicht auf mich" oder „Ihr werdet mich kennenlernen" oderoderoder – Glück macht ungeheuer erfinderisch und übermütig. Spricht nicht das Kind, dann spricht die Mutter oder der Vater oder beide oder jemand, der nicht Vater oder Mutter ist, aber gerade deshalb dieses Kind lieben und beschützen wird. Es verdient empfangen zu werden, denn dieses Kind kommt kein zweites Mal zur Welt. Es ist einzig.

Der erste Steckbrief

Vorname:

Zuname:

Geburtstag:

Geburtsstunde:

Geburtsminute:

in:

Sternzeichen:

Aszendent:

Gewicht:

Größe:

Kopfumfang:

Haarfarbe:

Augenfarbe:

Ähnlichkeit mit:

Hebamme:

Das Wetter am Geburtstag:

Was geschah in der Welt an diesem Tag:

So hätte ein Junge/Mädchen geheißen:

Wer dabei war:

Das Neugeborene

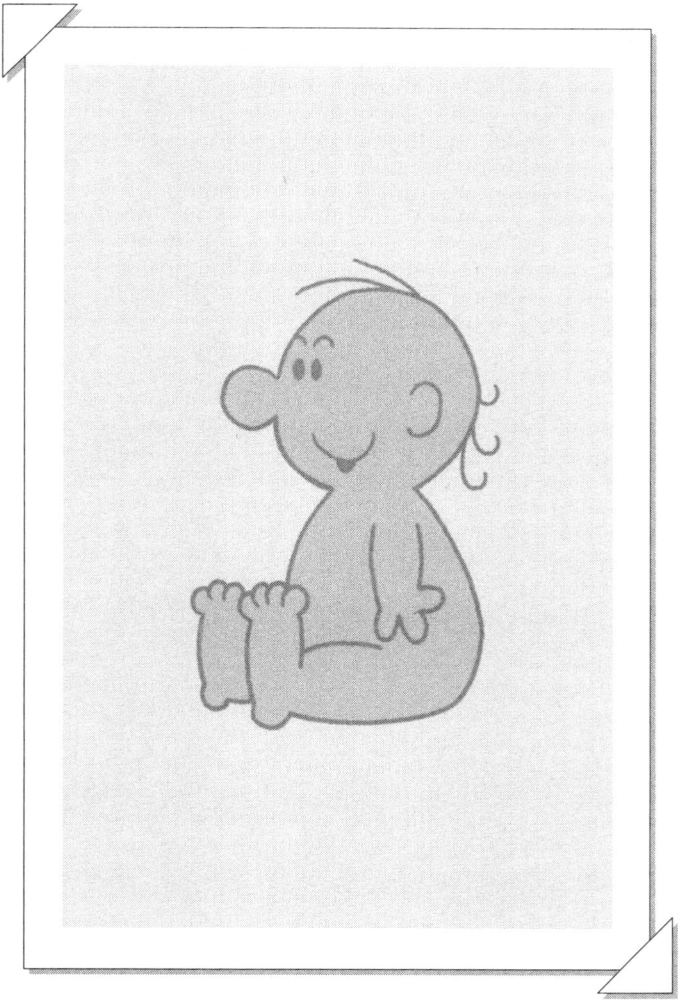

Ultraschallaufnahme

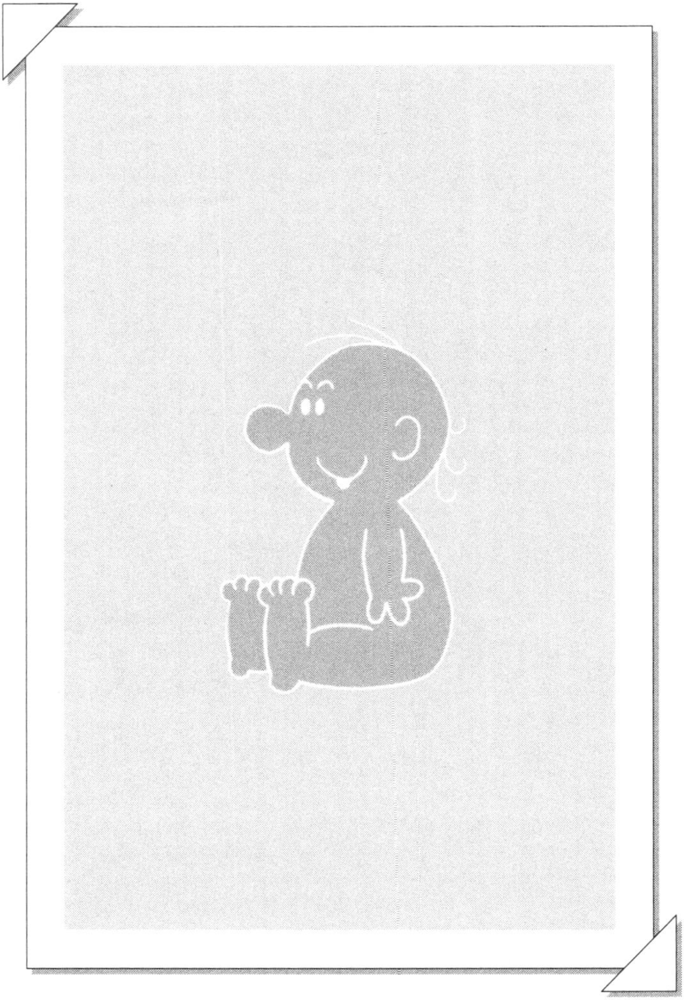

Die schwangere Mutter

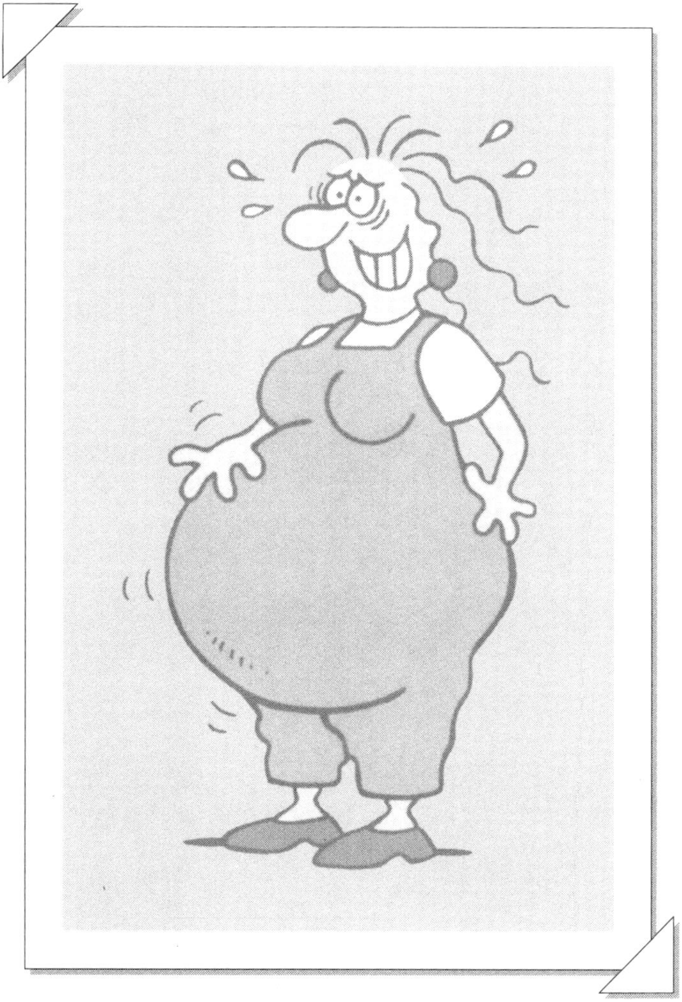

Die Familie mit dem Neugeborenen

Die Familie mit dem Neugeborenen

So werden Sie Ihr Kind schon schaukeln!

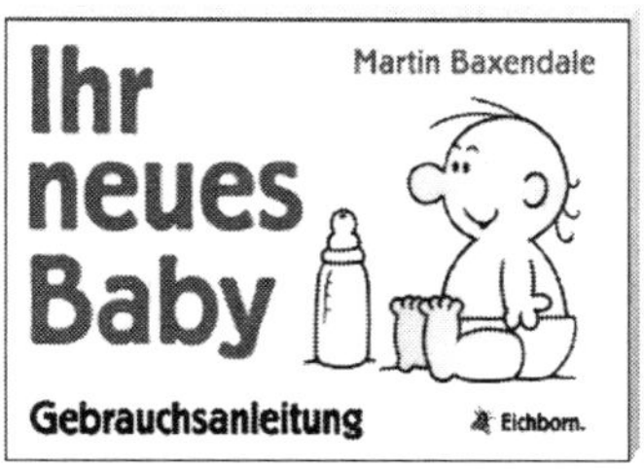

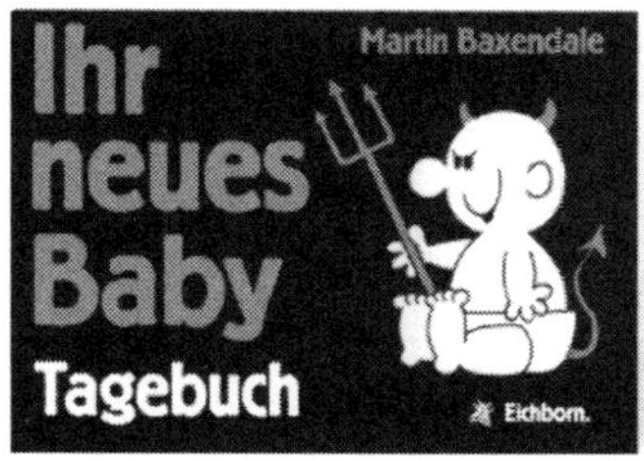

Martin Baxendales *Gebrauchsanleitung* sagt Ihnen, wie Sie *Ihr neues Baby* warten müssen, um lange Zeit viel Freude daran zu haben.
32 Seiten, Pb
ISBN 3-8218-2497-2
DM 9,90 öS 72,– sFr 9,90

Martin Baxendales *Tagebuch:* Damit Sie Tag für Tag die Entwicklung *Ihres neuen Babys* in Erinnerung behalten. Mit weiteren nützlichen Bedienungshinweisen! 32 Seiten, Pb
ISBN 3-8218-2498-0
DM 9,90 öS 72,– sFr 9,90

Eichborn.
Kaiserstraße 66
60329 Frankfurt
Telefon: 069 / 25 60 03-0
Fax: 069 / 25 60 03-30
www.eichborn.de

Wir schicken Ihnen gern ein Verlagsverzeichnis.

Babypflege leichtgemacht

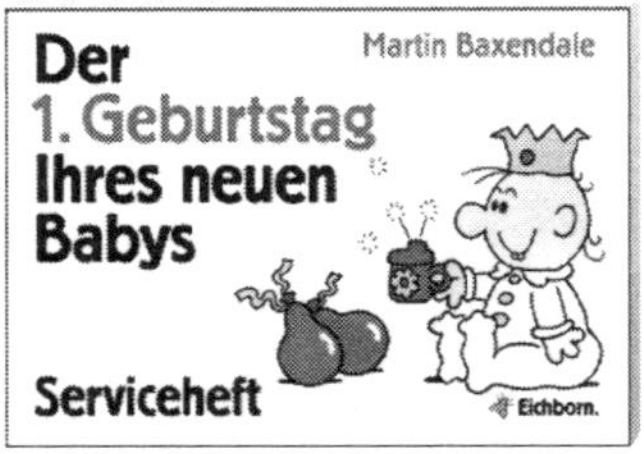

Mit dem *1. Geburtstag* werden zusätzliche Funktionen *Ihres neuen Babys* aktiviert. Hier erfahren Sie, wie Sie sie nutzen können. 32 Seiten, Pb
ISBN 3-8218-2499-9
DM 9,90 öS 72,– sFr 9,90

Die ersten 365 Tage *Ihres neuen Babys:* Entwicklungsschritte, Pflege- und Ernährungstips und viel Platz für Notizen und Fotos. 53 Blatt
ISBN 3-8218-2490-5
DM 16,95 öS124,– sFr 16,–

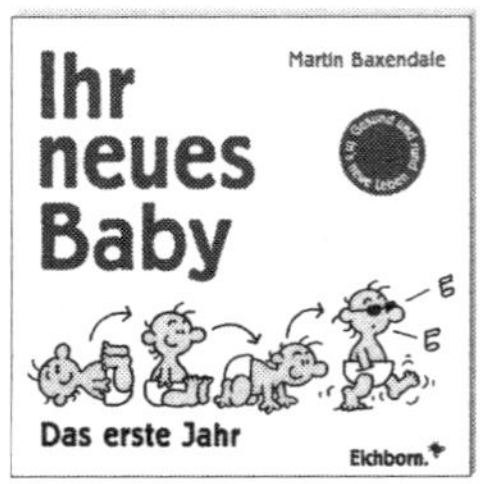

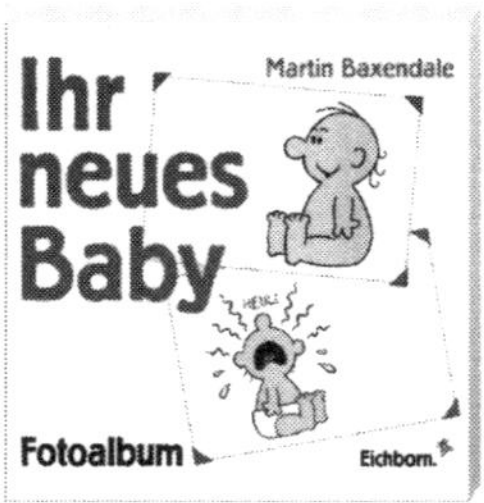

Im *Fotoalbum* können Sie die wunderbare Entwicklung *Ihres neuen Babys* dokumentieren. 48 Seiten, Pb
ISBN 3-8218-2450-6
DM 12,95 öS 95,– sFr 12,50

Eichborn.

Kaiserstraße 66
60329 Frankfurt
Telefon: 069 / 25 60 03-0
Fax: 069 / 25 60 03-30
www.eichborn.de

Wir schicken Ihnen gern ein Verlagsverzeichnis.